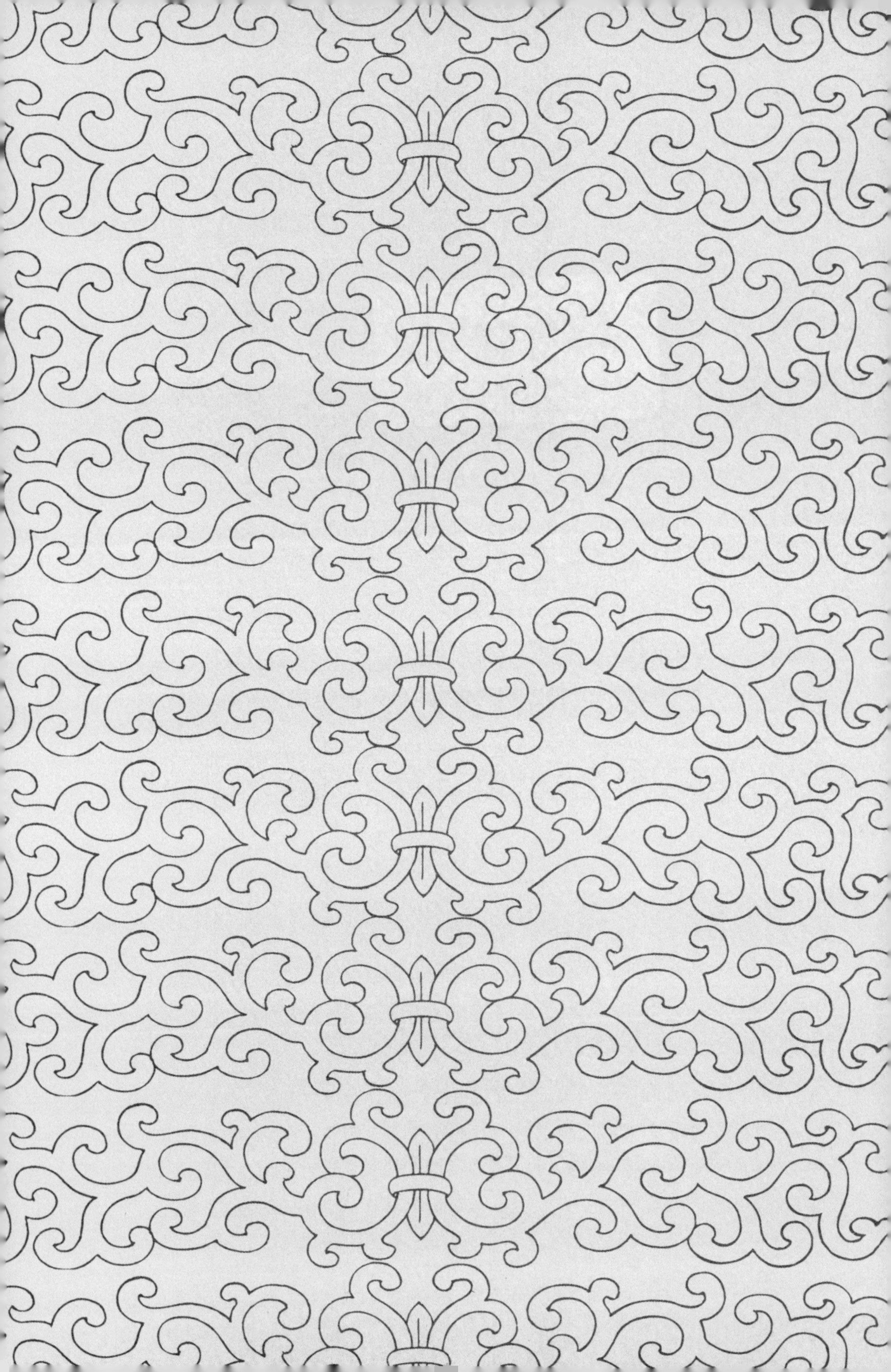

醫道傳承叢書

干祖望　名譽總主編
王心遠　總　主　編

第一輯
醫道門徑

金匱方歌括

【清】陳修園　著
王宏利　點校

學苑出版社

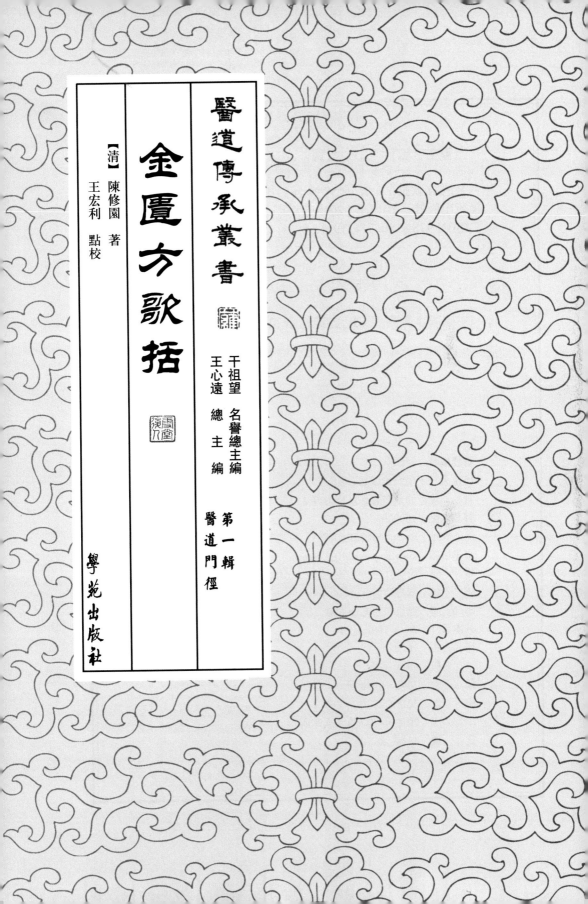

圖書在版編目（CIP）數據

金匱方歌括 /（清）陳修園著；王宏利點校．—北京：學苑出版社，2013.1（2019.6 重印）
ISBN 978-7-5077-4219-0

Ⅰ．①金…　Ⅱ．①陳…②王…　Ⅲ．①《金匱要略方論》—方歌　Ⅳ．① R222.37

中國版本圖書館 CIP 數據核字 (2013) 第 007179 號

責任編輯：付國英
出版發行：學苑出版社
社　　址：北京市豐臺區南方莊 2 號院 1 號樓
郵政編碼：100079
网　　址：www.book001.com
電子信箱：xueyuanpress@163.com
電　　話：010-67603091（總編室）、010-67601101（銷售部）
經　　銷：新華書店
印 刷 廠：北京市京宇印刷廠
开本尺寸：787×1092　1/16
印　　張：16
字　　數：90 千字
印　　數：7001—9500 册
版　　次：2013 年 9 月第 1 版
印　　次：2019 年 6 月第 4 次印刷
定　　價：48.00 圓

醫道傳承叢書

《醫道傳承叢書》序

醫之道奚起乎？造物以正氣生人，而不能無夭劄疫癘之患，故復假諸物性之相輔相制者，以爲補救；而寄權於醫，夭可使壽，弱可使強，病可使痊，困可使起，醫實代天生人，參其功而平其憾者也。

夫醫教者，源自伏羲，流於神農，注於黃帝，行於萬世，合於無窮，本乎大道，法乎自然之理。孔安國序《書》曰：伏羲、神農、黃帝之書，謂之三墳，言大道也。前聖有作，後必有繼而述之者，則其教乃得著於世矣。惟張仲景先師，上承農、軒之理，又廣《湯液》爲《傷寒卒病論》十數卷，然後醫方大備，率皆倡明正學，以垂醫統。茲先聖後聖，若合符節。仲師，醫中之聖人也。理不本於《內經》，法未熟乎仲景，縱有偶中，亦非不易矩矱。儒者不能捨至聖之書而求道，醫者豈能外仲師之書以治療。間色亂正，靡音忘倦。醫書充棟汗牛，可以博覽之，以廣見識，知其所長，擇而從之。

醫，大道也！農皇肇起，軒岐繼作，醫聖垂範，薪火不絕。懷志悲憫，不揣鄙陋，集爲是編，百衲成文，聖賢遺訓，吾志在焉！凡人知見，終不能免，途窮思返，斬絕意識，直截皈禪，通身汗下，險矣！險矣！尚敢言哉？

《醫道傳承叢書》編委會

《醫道傳承叢書》前言

《醫道傳承叢書》是學習中醫的教程。中醫學有自身的醫學道統、醫宗心要，數千年授受不絕，有一定的學習方法和次第。初學者若無良師指點，則如盲人摸象，學海無舟。編者遵師所教，總結數代老師心傳，根據前輩提煉出的必讀書目，請教中醫文獻老前輩，選擇最佳版本，聘請專人精心校讎，依學習步驟，次第成輯。叢書以學習傳統中醫的啟蒙讀本爲開端，繼之以必學經典、各家臨證要籍，最終歸於《易經》，引導讀者進入『醫易大道』的高深境界。

叢書編校過程中，得到中醫界老前輩的全面指導。長期以來，編者通過各種方式求教於他們，師徒授受、臨證帶教、授課講座、耳提面命、電話指導。他們對本叢書的編輯、刊印給予了悉心指導，提出了寶貴的修改意見。三十餘位老先生一致認同：『成爲真正的、確有資格的中醫，一定要學好中國傳統文化！首先做人，再言學醫。應以啟蒙讀本如脈訣、藥性、湯頭爲開端，基本功要紮實；經典是根基，繼之以必學的中醫四大經典；各家臨證要籍、醫案等開拓眼界，充實、完善自己師承的醫學理論體系。趁著年輕，基礎醫書、經典醫書背熟了，終生受益！』『始終不可脫離臨床，早臨證、多臨證、勤臨證、反復臨證，不斷總結。中醫的生命力在臨床。』幾位老中醫強調：行有餘力，可深入研讀《易經》、《道德經》等。

百歲高齡的國醫大師干祖望老師談到：要成爲合格的中醫接班人，需具備『三萬』：『讀萬卷書，行萬里路，肉萬人骨。』並且諄諄告誡中醫學子：『首先必讀陳修園的《醫學三字經》。這本一定要讀！一定讀，非讀不可！對！熟記這一本，基礎紮實了，再讀《內經》、《本草》、《傷寒》，可以重點做讀書筆記。經典讀熟了，要讀「溫病」的書，我臨床上使用「溫病」的方子療效更好。』作爲《醫道傳承叢書》名譽總主編，他的理念思路代表了老一代的傳統學醫路徑。

國醫大師鄧鐵濤老先生強調了中醫的繼承就是對中華優秀傳統文化的繼承，中醫學是根植于中華文化、不同於西方現代醫學，臨床上確有療效，獨立自成體系的醫學。仁心仁術，溫故知新，繼承不離本，創新不離宗。

老先生們指出：『夫生者，天地之大德也；醫者，贊天地之生者也。』（《類經圖翼·序》）中醫生生之道的本質就是循生生之理，用生生之術，助生生之氣，達生生之境。還指出：中醫學術博大精深，是爲民造福的寶庫。學好中醫一要有悟性，二要有仁心，三要具備傳統文化的功底。只有深入中醫經典，用中醫自身理論指導臨床，才會有好的中醫療效。只有牢固立足中醫傳統，按照中醫學術自身規律發展，中醫才會有蓬勃的生命力。否則，就會名存實亡。

在此，叢書編委會全體成員向諸位老前輩表示誠摯的謝意。

本叢書在編輯、聘請顧問過程中得到北京中醫藥大學圖書館古籍室邱浩老師鼎力支持、大力協助，在此特致鳴謝！感謝書法家羅衛國先生爲本叢書題簽（先生系國學大師羅振玉曾孫，愛新覺羅·溥儀外孫，大連市文化促進會副會長，大連墨緣堂文化藝術中心負責人）。

古人廣藏書、精校書是爲了苦讀書、得真道。讀醫書的最終目的，在於領悟古人醫學神韻，將之施用於臨床，提高療效，造福蒼生。人命關天，醫書尤其要求文字準確。本套叢書選擇善本精校，豎版、繁體字排印，力求獻給讀者原典範本，圍繞臨證實踐，展示傳統中醫學教程的原貌，以求次第引導學習者迅速趣入中醫學正途。學習中醫者手此一編，必能登堂入室，一探玄奧；已通醫術的朋友，亦可置諸案頭，溫故知新，自然終生受益。限於條件，內容有待逐漸豐富，疏漏之処，歡迎大家批評指正。

學習方法和各輯簡介

良師益友，多方請益。勤求古訓，博采衆方。慎思明辨，取法乎上。學而時習，學以致用。大慈惻隱，濟世救人。（道生堂學規）。

古人學醫的基本形式爲半日侍診，半日讀書。行醫後還要堅持白天臨証，晚間讀書，終生學習。《朱子讀書法》說：『於中撮其樞要，厘爲六條：

曰循序漸進，曰熟讀精思，曰虛心涵泳，曰切己體察，曰著緊用力，曰居敬持志。……大抵觀書，先須熟讀，使其言皆若出於吾之口。繼以精思，使其意皆若出於吾之心。然後可以有得爾。』讀書先要誦讀，最好大聲地念，抑揚頓挫地念，能夠吟誦更好。做到眼到、口到、心到，和古人進入心息相通的境界，方可謂讀書入門。叢書大部分採用白文本，不帶註釋，更有利於初學者誦讀原文；特別是四大經典，初學者不宜先看註釋，以防先入爲主。書讀百遍，其義自見。在成誦甚至背熟後，文意不明，才可參看各家註釋，或請教師長。

在讀書教程方面，一般分三個學習階段，即基礎課程、經典課程、臨證各家。

第一輯：醫道門徑

本輯對應基礎課程，初學者若不從基礎入手，則難明古經奧旨。《醫學三字經》是清代以來公認的醫學正統入門書，其內容深入淺出，純正精粹。《瀕湖脈學》是傳統脈訣代表，脈學心法完備、扼要。《藥性賦·藥性歌括》，其中《藥性賦》是傳統本草概說，兼取《藥性歌括》，更適於臨證應用。《醫方集解》之外，又補充了《長沙方歌括》、《金匱方歌括》、《時方歌括》，歌訣便於背誦記憶。經方法度森嚴，劑量及煎服法都很重要！包含了經方劑量、煎服法的歌括，初學者要注意掌握。

第二輯：醫道準繩

本輯對應經典課程。《黄帝内經》（包括《素問》、《靈樞》）、《神農本草經》、《傷寒論》、《金匱要略》、《難經》，爲中醫必學經典，乃醫道之根本、萬古不易之準繩。

醫道淵深，玄遠難明，故本輯特編附翼：《太素》《甲乙經》《難經集注》《脈經》等，詳爲校注，供進一步研習中醫四大經典之用。

第三輯：醫道圓機

本輯首選清代葉、薛、吴、王溫病四大家著作，以爲圓機活法之代表，尤切當今實用。歷代各家著作，日後將擇期陸續刊印。明末清初大醫尊經崇原，遂有清代溫病學説興起。各家學説、臨證各科均爲經典的靈活運用，在學習了經典之後，才能融會貫通，悟出圓機活法。

第四輯：醫道溯源

本輯對應醫道根源、醫家修身課程。

《易經》乃中華文化之淵藪，『醫易相通，理無二致，可以醫而不知易乎？』（《類經附翼》）

《黄帝内經》夙尚『恬淡虛無，真氣從之；精神内守，病安從來』之旨；《道德經》一本『道法自然』、『清靜爲天下正』之宗，宗旨一貫，爲學醫者修身之書。

《漢書·五行志》：『《易》曰：「天垂象，見吉凶，聖人象之；河出圖，雒出書，聖人則之。」劉歆以爲虙羲氏繼天而王，受《河圖》，則而畫之，八卦是也；禹治洪水，賜《雒書》，法而陳之，《洪範》是也。』《尚書·洪範》爲『五行』理論之源頭。

隋代蕭吉《五行大義》集隋以前『五行』理論之大成，是研究『五行』理論必讀之書。

繁體字的意義

傳承醫道的中醫原典，採用繁體字則接近古貌，故更爲準確。

以《黄帝内經·靈樞·九針十二原》爲例：

繁體字版：『知機之道者，不可掛以髮；不知機道，叩之不發。』

簡體字版：『知机之道者，不可挂以发；不知机道，叩之不发。』

《靈樞經》在這裏談到用針守機之重要。邪正之氣各有盛衰之時，其來不可迎，其往不可及。宜補宜瀉，須靜守空中之微，待其良機。當刺之時，如發弩機之速，不可差之毫髮，於邪正往來之際而補瀉之；稍差毫髮則其機頓失。粗工不知機道，敲經按穴，發針失時，補瀉失宜，則血氣盡傷而邪氣不除。簡體字把『髮』、『發』統寫爲『发』字，給理解經文造成了障礙。

繁體字版：『方刺之時，必在懸陽，及與兩衛，神屬勿去，知病存亾。』

簡體字版：『方刺之时，必在悬阳，及与两卫，神属勿去，知病存亡。』

『衛』，《甲乙經·卷五第四》《太素·卷二十一》均作『衡』。『陽』『衡』『亾』皆在段玉裁《六書音韻表》古韻第十部陽韻；作『衛』則於韻不協。『衡』作『眉毛』解，《靈樞·论勇第五十》曰：『勇士者，目深以固，長衡直揚。』『兩衡』即『兩眉』，經文的意思是：『准備針刺之時，一定要仔細觀察患者的鼻子與眉毛附近的神彩；全神貫注不離開，由此可以知道疾病的傳變、愈否。』於醫理爲通；『衡』又作『眉上』解，《戰國策·中山策》鮑彪注：『衡，眉上。』『兩衡』指『兩眉之上』，於醫理亦通。作『兩衛』則於上下文句醫理難明。故『衛』乃『衡』形近鈔誤之字，若刊印爲簡化字『卫』，則難以知曉其當初爲『衡』形近致誤。

《醫道傳承叢書》編委會　壬辰正月

點校說明

陳修園，名念祖，字修園，又字良有，號慎修，清代著名醫家。福建長樂人。少治舉子業，並承祖習醫，曾師事泉州名醫蔡茗莊。乾隆五十八年中舉，旅居京都，因治癒一中風偏癱病人而譽滿京師。嘉慶二十四年以病告歸，講學于長樂嵩山井山草堂。陳氏爲傷寒學派醫家，治學嚴謹，尊經崇古，其著述多方闡發仲景之學，對金元醫學、溫補學派學說持有不同見解。陳氏一生著作甚豐，有《傷寒論淺注》、《長沙方歌括》、《金匱要略淺注》、《金匱方歌括》、《醫學實在易》、《醫學三字經》、《神農本草經讀》、《醫學從眾錄》、《靈素節要淺注》、《時方妙用》、《女科要旨》、《十要神書注解》等十六種，後世合刊爲《南雅堂醫書全集》，一作《陳修園醫書十六種》。另有

《陳修園醫書》二十一種、六十種、七十二種等多種刊本，系與其他醫家著作合刊之叢書。陳氏著作大多流傳甚廣，其文字質朴簡煉，暢達優美，多採用歌訣形式，内容深入淺出，通俗易懂，切於實用，非常適合初學者作爲入門參考書。

《金匱方歌括》署名陳修園著，實乃陳氏在編著《金匱要略淺注》之後，命其次子陳元犀（字道照，號靈石）按《長沙方歌括》體例而作，可謂是《長沙方歌括》的姊妹篇。是書將張仲景《金匱要略》諸方組成、功能主治、藥物劑量及煎服方法等主要内容，用歌訣的形式予以編撰，重點突出，簡明扼要，闡發了有關辨證論治的要旨，頗爲實用，適合中醫藥從業人員及愛好者研讀。

本書刊本頗多，道光、咸豐、光緒及民國時期均有刊刻。除諸叢書本外尚有多個單行本問世，如道光十六年丙申南雅堂刻本、咸豐五年乙卯重慶閏書業堂校刊本、光緒十五年乙未江左書林印本、光緒二十九年癸卯湖南益元書局校刊本、光緒三十四年戊申寶慶經元書局刊本等，一九一六年後出版了石印本。本次整理以遼寧中醫藥大學館藏的清光緒三十年善成堂刻本爲底本，光緒二十九年癸卯湖南益元書局校刊本爲主校本，參考光緒三十年商務印書館刻本、上海科學技術出版社一九五八年本精心點校整理而成，以饗讀者。

點校者　二〇一〇年四月

目錄

金匱方歌括小引

辛未秋孟，元犀趨保陽，承膝下歡。竊見家君公事稍暇，取《傷寒》、《金匱》等書業已三四注者，而又更易其稿。《傷寒論淺注》已竣，《金匱淺注》亦成其半，晦明間樂此不倦。元犀欲以高年節勞爲請，然而不敢遽請也。一日，命元犀取《金匱方》，按分兩並煮服等法韻注之，仿《傷寒一百一十三方歌括》體裁。元犀退而遵訓，擬作六卷。家君見而樂之，遂即改正，命繕附於《金匱淺注》之後。

嘉慶十六年重九前一日次男元犀識於保陽旅寓

金匱方歌括序

竊聞醫之有仲景，猶儒之有孔子也。仲景治黃岐之學而綜其要，猶孔子祖堯舜之道而集其成也。《金匱》《傷寒論》等書，注之者以王叔和、張隱庵、張令韶爲最，餘子皆不及之，以至今，窺其微者益少矣。

吾鄉陳修園先生宰畿輔，退公之餘，操是術以救世，歲活人甚多，而又恐其可以救一時而不可以濟千古也，著《傷寒論》、《金匱淺注》，及《傷寒救症》、《經讀》、《時方》、《三字經》等四種，明白簡約，斟酌盡當，厥功偉矣！冢嗣古愚得其傳，著《長沙歌括》六卷，所以便《傷寒論淺注》之讀也。而《金匱淺注》未及梓行，故歌括未作。仲嗣靈石先生世其業，益有聲，真所謂能讀父書者。余自京師旋鄉里，蓋已聞而慕之，繼得微疾，醫無一當者，跡其名往訪之，一劑而愈，益以嘆先生之神也。先生繼父志，既爲梓《金匱淺注》十卷，復踵成其未備者，成《金匱歌括》六卷，而《金匱淺注》亦自是以行，且自是易讀矣。夫孝莫大於繼志，而德莫大於救人。先生以繼志之能，存救人之隱，是又與古愚先生同爲可敬者，誠不可無以表其能而彰其隱也。於其成，謹作序以與之。

道光十六年歲次丙申春正月愚弟江鴻升拜撰

金匱方歌括凡例

——方中分兩、煮法、服法，俱遵原本。但古今之權量不同，漢之一兩，今止二錢零。予遵程氏活法，每方取古方三分之一，以作一劑；又從二劑中取三分之一爲一服，每劑分爲三服。如桂枝湯原方生薑、桂枝、芍藥各三兩，今一劑此數味用各九錢，分而三之，是每服此數味各三錢是也；甘草二兩，今一劑用六錢，分而三之，是此味每服二錢是也；大棗全料用十二枚，今照數不減者，以秤則隨時不同，而棗之分枚則一也，分而三之，是此味每服四枚是也；啜粥、溫覆、禁忌，俱依古法。餘仿此。

——每方歌括之後，必加方解，間有治法方法；意義既詳於歌中者，不復於方後再解。

——前賢名言精論，千古不磨者，本集或於歌中，或於注中，采集不遺。間有未愜於心者，取原文細繹其旨，求其合於《内經》，又與《難經》之言相爲表裏，參之《千金》《外臺》之説相發明者，而後補註之。嘗閲《吴醫彙講》，以獨開生面、不襲老生常談爲高，而予正與之相反。覽斯集者，必以剿説病之，然而甘受而不辭也。

——《傷寒》《金匱》諸方，皆出伊聖《湯液經》，説見《藝文誌》，其方通造化之微，不可以尋常寒溫補瀉之説以窺測之，且其用法，俱本《神農本草經》。若執宋元後之本草，及李時珍《綱目》，汪訒庵《備要》等，查對藥性，失之遠矣。家君刻有《神農本草經讀》行世，凡讀《傷寒》《金匱》者，不可一日離之。

——《金匱》附方，雖系後人贅入，而方引藥味，卻亦不凡，今低一字以別之。

金匱方歌括卷一

閩 長樂 陳念祖 修園 著
男 蔚 古愚 參訂
元犀 靈石 韻注
孫 男 心典 徽庵
心蘭 芝亭 同校字

痙濕暍病方

瓜蔞桂枝湯 治太陽病，其症備，身體強几几，然脈反沈遲，此爲痙病，此湯主之。

瓜蔞根 桂枝 生薑切 芍藥各三兩 甘草二兩，炙 大棗十二枚，擘

右六味㕮咀，以水九升，微火煮取三升，溫分三服，微汗。汗不出，食頃，

啜熱粥發。

歌曰：太陽症備脈反沈遲，身體几几欲痙時，三兩蔞根薑桂芍，二甘十二棗枚宜。

元犀按：痙是血虚筋燥爲病，言濕者，是推其未成痙之前，濕氣挾風，而鬱成内熱也。本條云：太陽症備，脈反沈遲者，此沈遲乃血虚所致，非臟寒症也。故以桂枝湯和營衛以祛風；加瓜蔞根則清氣分之熱，而大潤太陽既耗之液，則經氣流通，風邪自解，濕氣自行，筋不燥而痙愈矣。

又按：方中薑、桂合甘、棗，爲辛甘化陽；芍藥合甘、棗，爲苦甘化陰，陰陽和則得微汗而邪解矣。啜粥則又資陽明之穀氣以勝邪，更深一層立法。但項背几几、脈浮數者，爲風淫於外而内之津液未傷，故加葛根以宣外；脈沈遲者，爲風淫於外而内之津液已傷，故加瓜蔞根以滋内，以瓜蔞根苦寒潤燥之功大也。《內經》云：肺移熱於腎，傳爲柔痓。龐安常謂：此方瓜蔞根不主項強几几，其意以肺熱不令移於腎也。此解亦超。

葛根湯 歌見《傷寒》 治太陽病，無汗而小便反少，氣上沖胸，口噤不得語，欲作剛痓，此湯主之。

元犀按：無汗例用麻黃湯，然惡其太峻，故於桂枝湯加麻黃以發汗，君葛根以清經絡之熱，是發表中寓養陰之意也。又此方與前方皆是太陽中兼陽明之藥，以陽明主宗筋也。

大承氣湯 治痓病，胸滿，口噤，臥不著席，腳攣急，必齘齒，可與此湯。

元犀按：胸滿、口噤、腳攣急、齘齒等證，皆熱甚灼筋，筋急而甚之象，以此湯急下而救陰。

齘牙藥不能進，以此湯從鼻中灌之。三承氣湯歌解見於《傷寒長沙方歌括》。

麻黃加朮湯　治濕家身煩疼，發其汗爲宜，慎不可以火攻之，宜此湯主之。

麻黃三兩，去節　桂枝二兩　甘草一兩，炙　白朮四兩　杏仁七十個，去皮尖

右五味，以水九升，先煮麻黃，減二升，去上沫，内諸藥，煮取二升半，去滓，溫服八合，覆取微汗。

歌曰：煩疼濕氣裹寒中，發汗爲宜忌火攻，莫訝麻黃湯走表，朮加四兩裏相融。

元犀按：身煩疼者，寒濕之邪著於膚表也。膚表實，故無汗；無汗，則邪無從出矣。方用麻黃湯發膚表之汗，以散表寒，又恐大汗傷陰，寒去而濕反不去，加白朮補土生液，而助除濕氣，此發汗中寓緩汗之法也。又白朮補脾驅濕之功甚大，且能助脾之轉輸而利水。觀仲祖用朮各方可知。

今人炒燥、炒黑、上蒸、水漂等制，皆失經旨。

麻黃杏仁薏苡甘草湯 治病者一身盡疼，發熱日晡所劇者，此名風濕。此病傷於汗出當風，或久傷取冷所致也。

麻黃半兩 杏仁十個，去皮尖 薏苡半兩 甘草一兩，炙

右剉麻豆大，每服四錢匕，水一盞半，煎八分，去滓，溫服，有微汗，避風。

歌曰：風濕身疼日晡時，濕無去來，風有休息，與上節濕家分別在此。當風汗出當風取冷久傷取冷病之基，薏麻半兩十枚杏，炙草扶中予其勝濕之權一兩宜。

參：以上二方，爲濕家立法也。又有風濕之證，其痛輕掣不可屈伸，非如濕家之痛，重著不能轉側，且濕家發熱，旦暮不殊，風濕發熱，日晡增甚晡，申時也。陽明旺於申酉戌，土惡濕，今爲風濕所乾，當其旺時，邪正相搏，則反劇也，濕無去來，風有休作，故名風濕。然

言風，寒亦在其中。觀原文云：汗出當風，或久傷取冷，意可知矣。蓋痙病非風不成，濕痹無寒不作，方中麻黃散寒；薏苡除濕；杏仁利氣，助麻黃驅寒之力；甘草補中，予薏苡勝濕之權。制方之精密如此。

防己黃芪湯 治風濕，脈浮，身重，汗出惡風者主之。

防己一兩　甘草半兩，炙　白朮七錢半　黃芪一兩一分。一本用一兩

右剉麻豆大，每服五錢匕，生薑四片，大棗一枚，水盞半，煎八分，去滓溫服。喘者加麻黃半兩；胃中不和者加芍藥三分；氣上沖，加桂枝三分；下有陳寒者加細辛三分。服後當如蟲行皮中，從腰下如冰，後坐被上，又以一被繞腰下，溫令微汗，差。

歌曰：身重脈浮汗上節無汗，故用麻黃發之；此節汗出，止用防己驅之。惡風，七錢半朮五錢甘草通，已芪一兩磨分服，每服五錢匕。四片生薑一棗充。

附加減歌：喘者再入五錢麻，胃不和兮芍藥加，三分分字去聲讀，七錢五分今不差，寒取細辛氣沖桂，俱照三分效可誇，服後如蟲行皮裹，腰下如冰取被遮，遮繞腰溫得微汗，伊岐秘法闡長沙。

合參：上方治實邪無汗，即桂枝、麻黄二湯例也。虚汗自出，故不用麻黄以散之。只用防己以驅之。服後如蟲行，及腰下如冰云云，皆濕氣下行之征也。然非芪、朮、甘草，焉能使衛陽復振而驅濕下行哉？

元犀按：張隱庵《本草經註》云：防己生於漢中者，破之紋如車輻，莖藤空通，主通氣行水，以防己土之藥，故有防己之名。《金匱》治水、治痰諸方，蓋取氣運於上，而水能就下也。李東垣謂防己乃下焦血分之藥，上焦氣分者禁用等論，張隱庵歷歷指駁，使東垣聞之，當亦俯首無詞。噫！不讀《神農本經》而妄爲臆説，甘爲伊岐之罪人，復何責焉？防己功用，余先君註有《神農本草經》，議論甚詳，毋庸再贅。

桂枝附子湯

白朮附子湯

甘草附子湯

以上三方歌解、證治俱見《傷寒》。

白虎人參湯歌見《傷寒》　太陽中熱者，暍是也。汗出惡寒、身熱而渴者主之。

元犀按：白虎，西方神名也。其令爲秋，其政清肅。涼風至，白露降，則溽暑潛消，以此湯有徹暑熱之功，行清肅之政，故以白虎名之。

瓜蒂汤　治太陽中暍，身熱疼重而脈微弱。此以夏月傷冷水，水行皮中所致也。此湯主之。

瓜蒂二七個

右剉，以水一升，煮取五合，去滓，溫服。

歌曰：暍病陰陽認要真，熱疼身重得其因，暑爲濕戀名陰暑，二七甜瓜蒂可珍。

元犀按：此物能去水氣，水去則暑無所依而自愈矣。

尤在涇云：暑雖陽邪，而氣恒與濕相合，陽求陰之義也；暑因濕入，而暑反居濕之中，陰包陽之象也。

又云：暑之中人也，陰虛而多火者，暑即寓於火之中，爲汗出而煩渴；陽虛而多濕者，暑即伏於濕之內，爲身熱而疼重。故暑病恒以濕爲病，而治濕即所以治暑。瓜蒂苦寒，能吐能下，去身、面、四肢水氣，水去而暑解。此治中暑兼濕者之法也。

百合狐惑陰陽毒方

總歌：百合尤云：百脈朝於肺，以肺爲主。病從百脈成，起居冒昧各難名，藥投吐利如神附，頭痛參觀溺更明。以溺時頭痛爲辨，蓋百脈之所重，在少陰、太陽，以太陽統六經之氣，其經上循巔頂，下通水道，氣化不行，乃下溺而上頭痛；少陰爲生水之源，開合澀乃溺而淅然。

百合知母湯

百合病發汗後者，此方主之。

百合十枚　知母三兩

右先以水洗百合，漬一宿，當白沫出，去其水，别以泉水二升，煎取一升，去滓；别以泉水二升煎知母，取一升，後合，煎取一升五合，分溫再服。

歌曰：病非應汗汗傷陰，知母當遵三兩箴，漬去沫涎七枚百合，别煎泉水是金針。諸方煎法俱同。

元犀按：百脈俱朝於肺，百脈俱病，病形錯雜，不能悉治，只於肺治之。

肺主氣，氣之爲病，非實而不順，即虛而不足。百合能治邪氣之實，而補正氣之虛；知母入肺金，益其水源，下通膀胱，使天水之氣合，而所傷之陰轉，則其邪從小便出矣。若誤汗傷陰者，汗爲陰液，陰液傷，故以此湯維其陽，維陽即所以救陰也。

王晉三云：本文云百脈一宗，明言病歸於肺，君以百合，甘涼清肺，即此可療此疾，再佐以各經清解絡熱之藥，治其病所從來。當用先後煮法，使不悖於手足經各行之理。若誤汗傷太陽者。溺時頭痛，以知母救肺之陰，使膀胱水臟知有母氣，救肺即所以救膀胱，是陽病救陰之法也。

百合滑石代赭石湯　百合病下之後者，此湯主之。

百合七枚，擘　滑石三兩，碎，綿裹　代赭石如彈丸大一枚，碎，綿裹

右先煎百合如前法，別以泉水二升煎滑石、代赭石，取一升，去滓後

合和重煎，取一升五合，分溫服五合。

歌曰：不應議下下之差，既下還當竭舊邪，百合七枚赭彈大，滑須三兩效堪誇。

元犀按：誤下者，其熱必陷，熱陷必傷下焦之陰，故以百合清補肺金，引動水源；以代赭石鎮離火，而不使其上騰；以滑石導熱氣，而能通水腑，則所陷之邪從小便而出，自無灼陰之患矣，此即見陽救陰法也。

王晉三云：誤下傷少陰者，溺時淅然，以滑石上通肺，下通太陽之陽。恐滑石通腑利竅，仍蹈出汗之弊，乃復代赭石重鎮心經之氣，使無汗泄之虞，是陰病救陽之法也。

百合雞子黃湯　百合病吐之後者，此方主之。

百合七枚　雞子黃一枚

右先煎百合如前法，取一升，去滓，內雞子黃攪匀，煎五分，溫服。

歌曰：不應議吐吐傷中，中者，陰之守也。必仗陰精上奉功；《內經》云：陰精上奉，其人壽。百合七枚洗去沫，雞黃後入攪渾融。

元犀按：吐後傷中者，病在陰也。陰傷，故用雞子黃養心胃之陰，百合滋肺氣，下潤其燥。胃爲肺母，胃安則肺氣和而令行，此亦用陰和陽，無犯攻陽之戒。

王晉三云：誤吐傷陽明者，以雞子黃救厥陰之陰，以安胃氣，救厥陰，即所以奠陽明，救肺之母氣，是亦陽病救陰之法也。

百合地黃湯　百合病，不經吐、下、發汗，病形如初者，此湯主之。

百合七枚　生地黃汁一升

右先煎百合如前法，取一升，去滓，內地黃汁，煎取一升五合，溫分再服。

中病勿更服，大便當如漆。

歌曰：不經汗下吐諸傷，形但如初守太陽，遷延日久，始終在太陽經不變者。地汁一升百合七，陰柔最是化陽剛。

元犀按：病久不經吐、下、發汗，病形如初者，是鬱久生熱，耗傷氣血矣。主之百合地黄湯者，以百合苦寒清氣分之熱，地黄汁甘潤泄血分之熱，皆取陰柔之品以化陽剛，爲泄熱救陰法也。中病者，熱邪下泄，由大便而出矣，故曰如漆色。

百合洗方　百合病一月不解，變成渴者，此方主之。

右以百合一升，以水一斗，漬之一宿，以洗身。洗已，食煮餅，勿以鹹豉也。

歌曰：月周不解渴因成，邪熱流連肺不清；百合一升水一斗，洗身食餅不和羹。勿以鹹豉。

合參：皮毛爲肺之合，洗其外，亦所以通其內也。又食煮餅者，假麥氣、穀氣以輸津。勿以鹹豉者，恐鹹味耗水以增渴也。

瓜蔞牡蠣散 百合病，渴不差者，此散主之。

瓜蔞根 牡蠣熬，等分

右爲細末，飲服方寸匕，日三服。

歌曰：洗而仍渴屬浮陽，牡蠣蔞根並等量；研末飲調方寸匕，寒兼鹹苦苦寒、鹹寒效逾常。

元犀按：洗後而渴不差，是內之陰氣未復。陰氣未復，由於陽氣之亢，故用牡蠣以潛其陽，瓜蔞根以生其津，津生陽降，而渴愈矣。

百合滑石散 百合病，變發熱者，此散主之。

百合一兩，炙　滑石三兩

右爲散，飲服方寸匕，日三服。當微利者止服，熱則除。

歌曰：前此寒無熱亦無，首章言如寒無寒，如熱無熱。變成發熱熱堪虞，清疏滑石宜三兩，百合烘篩一兩需。

元犀按：百合病原無偏熱之證，變發熱者，内熱充滿，淫於肌膚，非如熱之比。主以百合滑石散者，百合清金瀉火降逆氣，從高源以導之；滑石退表裏之熱，利小便，二味合爲散者，取散以散之之義，散調絡脈於週身，引内外之熱氣，悉從小便出矣。

甘草瀉心湯　治狐惑病，狀如傷寒，默默欲眠，目不得閉，臥起不安，蝕於喉爲惑，蝕於陰爲狐，不欲飲食，惡聞食臭，其面目乍赤、乍黑、乍白。蝕於上部則聲嗄，宜此湯；蝕於下部則咽乾，宜苦參湯洗之；蝕於肛者，雄黃熏之。

甘草四兩，炙　黃芩　乾薑　人參各三兩　半夏半升　黃連一兩　大棗十二枚

右七味，以水一斗，煮取六升，去滓，再煎取三升，溫服一升，日三服。

歌曰：傷寒論中甘草瀉心湯，卻妙增參三兩匡，彼治痞成下利甚，此醫狐惑探源方。

元犀按：蟲有情識，故能亂有情識之心臟而生疑惑矣。蟲爲血化之物，故仍歸於主血之心。方且類聚群分，若有妖妄憑藉而然，其實不外本身之血氣以爲祟耳。此方補虛而化濕熱，雜以辛苦之味，名曰瀉心，意深哉！

苦參湯龐安時《傷寒總病論》用苦參半斤，槐白皮、狼牙根各四兩，煎，熏洗之。　苦參一升，以水一斗，煎取七升，去滓，熏洗，日三。

雄黃熏法　雄黃一味爲末。筒瓦二枚合之，燒，向肛熏之。

歌曰：苦參湯是洗前陰，下蝕從下而沖於上。咽乾熱最深，更有雄黃熏法在，肛門蟲蝕亦良箴。蝕在肛者發癢，俗呼臟頭風。

元犀按：蝕於喉爲惑，蝕於陰爲狐。狐惑病乃感風木濕熱之氣而生，寒極而化也。苦參苦寒，氣清屬陽，洗之以通陽道；雄黃苦寒，氣濁屬陰，熏之以通濁道，但雄黃稟純陽之色，取其陽能勝陰之義也。熏洗二法，按陰陽分配前後二陰，此又別其陰中之陰陽也。二味俱苦寒而燥者，苦以瀉火，寒以退熱，燥以除濕，濕熱退而蟲不生矣。

赤小豆當歸散　治脈數，無熱，微煩，默默但欲臥，汗出，初得之三四日，目赤如鳩眼。七八日，目四眥黑。若能食者，膿已成也，此方主之。並治先便後血。

赤小豆三升，浸令芽出，曝乾　當歸十分

右二味，杵爲散，漿水服方寸匕，日三服。

歌曰：眼眥赤黑變多般，小豆生芽曝令乾，豆取三升歸十分，杵調漿水日三餐。

元犀按：此治濕熱侵陰之病，大抵濕變爲熱，則偏重於熱。少陰主君火，厥陰主風木，中見少陽相火。病入少陰，故見微煩，默默但欲臥等證；病入厥陰，故目赤現出火色，目眥黑，現出火極似水之色。主以赤豆去濕，清熱解毒，治少陰之病；當歸導熱養血，治厥陰之病；下以漿水，以和胃氣。胃氣與少陰和，則爲火土合德；胃氣與厥陰和，則爲土木無忤。微乎！微乎！

又按：或謂是狐惑病，或謂是陰陽毒病，然二者皆濕熱蘊毒之病，《金匱》列於二證交界處，即是承上起下法。

升麻鱉甲湯 治陽毒病，面赤斑斑如錦紋，咽喉痛，吐膿血，五日可治，七日不可治，此湯主之。

升麻二兩 當歸 甘草各一兩 蜀椒炒去汗，一兩 鱉甲手指大一片，炙 雄黃半兩，研

右六味，以水四升，煮取一升，頓服之。老小再服，取汗。陰毒去蜀椒、雄黃。

歌曰：面赤斑紋咽痛毒爲陽，鱉甲周圍一指量，半兩雄黃升二兩，椒歸一兩草同行。

元犀按：非常災癘之氣，從口鼻而入咽喉，故陰陽二毒皆咽痛也。陰陽二證，不以寒熱臟腑分之，但以面赤斑紋，吐膿血，其邪著於表者，謂之陽；面目青，身痛如被杖，其邪隱於表中之裏者，爲陰。

升麻鱉甲湯去雄黃蜀椒 治陰毒病，面目青，身痛如被杖，咽喉痛，

五日可治，七日不可治，此湯主之。

歌曰：身疼咽痛面皮青，陰毒苛邪隸在經，陰毒以面不赤而青，身不斑紋而痛如被杖別之，二證俱咽痛，俱五日可治、七日不可治。即用前方如法服，四味照前法服。椒黄務去特丁寧。蜀椒、雄黄二物，陽毒用之者，以陽從陽，欲其速散也，陰毒去之者，恐陰邪不可劫。而陰氣反受損也。

王晉三云：升麻入陽明、太陽二經，升清逐穢，辟百邪，解百毒，統治溫癘陰陽二病。如陽毒爲病，面赤斑如錦紋；陰毒爲病，面青，身如被杖，咽喉痛，毋論陰陽二毒，皆已入營矣。但升麻僅走二經氣分，故必佐當歸通絡中之血，甘草解絡中之毒，微加鱉甲守護營神，俾椒、黄猛劣之品攻毒透表，不能亂其神明；陰毒去椒、黄者，太陰主內，不能透表，恐反動癘毒也。《肘後》《千金方》陽毒無鱉甲者，不欲其守，亦恐留戀癘毒也。

金匱方歌括卷二

閩 長樂 陳念祖 修園 著
男 蔚 古愚 參訂
　 元犀 靈石 韻注
孫 男 心典 徽庵
　　 心蘭 芝亭 同校字

瘧病方

鱉甲煎丸 治瘧病以月一日發，當十五日愈；設不差，當月盡解；如其不差，結爲癥瘕，名曰瘧母，急治之，宜此丸主之。

鱉甲十二分，炙 烏扇三分，燒。即射乾 黄芩三分 柴胡六分 鼠婦三分，熬 乾薑
大黄 桂枝 石韋去毛 厚朴 紫葳即凌霄 半夏 阿膠 芍藥 牡丹皮 䗪

蟲各五分　葶藶　人參各一分　瞿麥二分　蜂窠四分，炙　赤硝十二分　蜣螂六分，熬

桃仁二分

右二十三味，爲末，取煅灶下灰一斗，清酒一斛五升，浸灰，俟酒盡一半，著鱉甲於中，煮令泛爛如膠漆，絞取汁，內諸藥，煎爲丸，如梧子大，空心服七丸，日三服。附：《千金方》用鱉甲十二片，又有海藻三分，大戟一分，無鼠婦、赤硝二味。

歌曰：寒熱虛實相來往，全憑陰陽爲消長，天氣半月而一更，人身之氣亦相仿。否則天人氣再更，邪行月盡差可想，瘧病一月不能瘥，瘧母結成癥瘕象。《金匱》急治特垂訓，鱉甲赤硝十二分，方中三分請詳言，薑芩扇婦朴葦問，葳膠桂黃亦相均，相均端令各相奮。君不見十二減半六分數，柴胡蜣螂表裏部，一分參藶二瞿麥，桃仁，牡夏芍䗪蟲分各五，方中四分獨蜂窠，體本輕清質水土，另取灶下一斗灰，一斛半酒浸另服，納鱉甲酒內煮如膠，

絞汁煎藥末丸遵古。空心七丸日服三，每服七丸，一日三服也。盧子繇痎瘧疏方雲，漸加一十一丸。老瘧得此效桴鼓。

尤在涇云：天氣十五日一更，人之氣亦十五日一更，氣更則邪當解也。否則，三十日天人之氣再更，而邪自不能留矣。設更不愈，其邪必假血依痰，結爲癥瘕，僻處脅下，將成負固不服之勢，故宜急治。鱉甲煎丸行氣逐血之藥頗多，而不嫌其峻；一日三服，不嫌其急，所謂乘其未集而擊之也。

王晉三云：鱉甲煎丸，都用異類靈動之物，若水陸，若飛潛，升者降者，走者伏者，咸備焉。但恐諸蟲擾亂神明，取鱉甲爲君守之，其泄厥陰破癥瘕之功，有非草木所能比者。阿膠達表熄風，鱉甲入裏守神，蜣螂動而性升，蜂房毒可引下，䗪蟲破血，鼠婦走氣，葶藶泄氣閉，大黃泄血閉，赤硝軟堅，桃仁破結，烏扇降厥陰相火，紫葳破厥陰血結，乾薑和陽退寒，黃芩和陰退熱，和表裏則有柴胡、桂枝，調營衛則有人參、白芍，厚朴達原，劫去其邪，丹皮入陰，提出其熱，石韋開上焦之水，瞿麥滌下焦之水，半夏和胃而通陰陽，灶灰性溫走氣，清酒性暖走血。統而言之，不越厥陰、陽明二經之藥，故久瘧邪去營衛而著臟腑者，即非瘧母，亦可借以截之。按《金匱》惟此丸及薯蕷丸藥品最多，皆治正虛邪著久而不去之病，非集血氣之藥，攻補兼施，未易奏功。

白虎加桂枝湯　治溫瘧者，其脈如平，身無寒但熱，骨節煩疼，時嘔，此湯主之。

知母六兩　石膏一斤　甘草二兩，炙　粳米六合　桂枝三兩

右五味，以水一斗，煮米熟，湯成，去滓，溫服一升，日三。

歌曰：白虎原湯論已詳，桂加三兩另名方，無寒但熱爲溫瘧，骨節煩

疼嘔又妨。白虎湯歌見《傷寒歌括》。

王晉三云：《內經》論瘧，以先熱後寒、邪藏於骨髓者，爲溫、癉二瘧；仲景以但熱不寒、邪藏於心者，爲溫、癉二瘧。《內經》所言，是邪之深者；仲景所言，是邪之淺者也，其殆補《內經》之未逮歟？治以白虎加桂枝湯，方義原在心營肺衛，白虎湯清營分熱邪，加桂枝引領石膏、知母上行至肺，從衛分泄熱，使邪之鬱於表者，頃刻致和而瘧已。至於《內經》溫、癉瘧，雖未有方，然同是少陰之伏邪。在手經者爲實邪，在足經者爲虛邪。實邪尚不發表而用清降，何況虛邪。有不顧慮其亡陰者耶？臨證之際，化而裁之，是所望於用之者矣。

蜀漆散　治瘧多寒者，名曰牡瘧，此散主之。

蜀漆燒去腥　雲母燒二日夜　龍骨等分

右三味杵爲散，未發前，以漿水服半錢匕。

歌曰：陽爲痰阻伏心間，牡瘧陰邪自往還，蜀漆雲龍平等杵，先時漿服不逾閑。

王晉三云：邪氣結伏於心下，心陽鬱遏不舒，瘧發寒多熱少，不可謂其陰寒也。主之以蜀漆散，通心經之陽，開發伏氣而使營衛調和。蜀漆，常山苗也，苗性輕揚，生用能吐；雲母在土中，蒸地氣上升而爲雲，故能入陰分，逐邪外出於表；然邪氣久留心主之宫城，恐逐邪湧吐，内亂神明，故佐以龍骨鎮心寧神，則吐法轉爲和法矣。

附《外臺秘要》三方

牡蠣湯 治牡瘧。

牡蠣　麻黄各四兩　甘草二兩　蜀漆三兩

右四味，以水八升，先煮蜀漆、麻黄，去上沫，得六升，内諸藥，煮取二升，溫服一升。若吐，則勿更服。

歌曰：先煎三兩蜀漆四兩麻黄，四兩牡蠣二甘後煮良，邪鬱胸中須吐越，驅寒散結並通陽。

犀按：瘧多寒者名牡瘧，是痰飲填塞胸中，阻心陽之氣不得外通故也。

趙氏云：牡蠣軟堅消結，麻黄非獨散寒，且能發越陽氣，使通於外，結散陽通，其病自愈。

柴胡去半夏加瓜蔞根湯 治瘧病發渴者，亦治勞瘧。

柴胡八兩 人參 黄芩 甘草各三兩 瓜蔞根四兩 生薑三兩 大棗十二枚

右七味，以水一斗二升，煮取六升，去滓，再煎，取三升，溫服一升，日三服。

歌曰：柴胡去夏爲傷陰，加入蔞根四兩珍，瘧病渴因邪灼液，蔞根潤燥可生津。

王晉三云：正瘧，寒熱相間，邪發於少陽，與傷寒邪發於少陽者稍異。《內經》言：夏傷於大暑，秋傷於風，病以時作，名曰寒瘧。《金匱》云：瘧脈多弦，弦數者風發，正於淒愴之水寒，久伏於腠理皮膚之間，營氣先傷，而後風傷衛，故仲景用柴胡去半夏，而加瓜蔞根，其義深且切矣。蓋少陽瘧病發渴者，由風火內淫，劫奪津液而然，奚堪半夏性滑利竅，重傷陰液，故去之。而加天花粉生津潤燥，豈非與正傷寒半表半裏之邪，當用半夏和胃而通陰陽者有別乎？

柴胡桂薑湯歌見《傷寒》　治瘧寒多微有熱，或但寒不熱，服一劑如神。

柴胡半斤　桂枝三兩　乾薑二兩　瓜蔞根四兩　黃芩三兩　甘草二兩　牡蠣二兩

右七味，以水一斗，煮取六升，去滓，再煎，取三升，溫服一升，日三。初服微煩，復服汗出便愈。

王晉三云：夏月暑邪，先傷在內之伏陰，至秋復感涼風，更傷衛陽。其瘧寒多微有熱，顯然陰陽無爭，故瘧邪從衛氣行陰二十五度；內無捍格之狀，是營衛俱病矣，故和其陽即當和其陰。用柴胡和少陽之陽，即用黄芩和裏；用桂枝和太陽之陽，即用牡蠣和裏；用乾薑和陽明之陽，即用天花粉和裏；使以甘草調和陰陽。其分兩陽分獨重柴胡者，以正瘧不離乎少陽也；陰藥獨重於花粉者，陰虧之瘧以救液爲急務也。和之得其當，故一劑如神。

元犀按：先賢云：瘧病不離少陽。少陽居半表半裏之間，邪入與陰爭則寒，出與陽爭則熱。爭則病作，息則病止。止後其邪仍居於少陽之經。

愚意，外爲陽，内爲陰。先寒者，邪欲出，其氣乾於太陽，衝動寒水之氣而作也。後熱者，以胃爲燥土，脾爲濕土，濕從燥化，則木亦從其化，故爲熱爲汗也。汗後木邪仍伏於陽明之中，應期而發者，土主信也，蓋久瘧胃虚，得補可愈，故先君用白朮生薑湯多效。

中風歷節方

侯氏黑散　治大風四肢煩重，心中惡寒不足者。

菊花四十分　白朮　防風各十分　桔梗八分　黄芩五分　細辛　乾薑　人參　茯苓　當歸　川芎　牡蠣　礬石　桂枝各三分

右十四味，杵爲散，酒服方寸匕，日一服，初服二十日，溫酒調服，禁一切魚肉大蒜等，常宜冷食，六十日止，即藥積在腹中不下也。熱食即下矣，冷食自能助藥力。

歌曰：黑散辛苓歸桂芎，參薑礬蠣各三同，菊宜四十朮防十，桔八芩須五分通。

犀按：王晉三云：程雲來謂金匱侯氏黑散，係宋人校正附入唐人之方，因逸之，其辨論頗詳。而喻嘉言獨贊其立方之妙，驅風補虛，行堵截之法，良非思議可到。方中取用礬石以固澀諸藥，冷服四十日，使之留積不散，以漸填其空竅，則風自熄而不生矣。此段議論，獨開千古之秘，誠爲治中風之要旨。讀方下云，初服二十日，用溫酒調，是不欲其遽填也。後服六十日，並禁熱食，則一任填空竅矣。夫填竅本之《內經》「久塞其空」，是謂良工之語，煞有來歷。

風引湯 除熱癱癇，主大人風引，少小驚癇瘈瘲，日數發，醫所不療，除熱方。巢氏云：腳氣宜此湯。

大黃　乾薑　龍骨各四兩　桂枝三兩　甘草　牡蠣各二兩　寒水石　滑石　赤石脂　白石脂　紫石英　石膏各六兩

右十二味，杵，粗篩，以葦囊盛之，取三指撮，井花水三升，煮三沸，溫服一升。按：方中乾薑、桂枝宜減半用之。

歌曰：四兩大黃二牡甘，龍薑四兩桂枝三，滑寒赤白紫膏六，癱癇諸風個裏探。

元犀按：大人中風牽引，小兒驚癇瘈瘲，正火熱生風，五臟亢盛，及其歸迸入心，其治同也。此方用大黃爲君，以蕩除風火熱濕之邪，隨用乾薑之止而不行者以補之；用桂枝、甘草以緩其勢，又用石藥之澀以堵其路；

而石藥之中又取滑石、石膏清金以平其木；赤白石脂厚土以除其濕；龍骨、牡蠣以斂其精神魂魄之紛馳；用寒水石以助腎之真陰，不爲陽光所爍；更用紫石英以補心神之虛，恐心不明而十二經危也。明此以治入臟之風，游刃有餘矣。後人以石藥過多而棄之，昧孰甚焉！

防己地黃湯 治中風，病如狂狀，妄行，獨語不休，無熱，其脈浮者。

防己 甘草各一分 桂枝 防風各三分

右四味，以酒一杯漬之，絞取汁，生地黃二斤，㕮咀，蒸之如斗米飯久，以銅器盛藥汁，更絞地黃汁，和，分再服。

歌曰：妄行獨語病如狂，一分己甘三桂防，杯酒淋來取清汁，二斤蒸地絞和嘗。

徐靈胎云：生漬取清汁歸之於陽，以散邪熱，蒸取濃汁歸之於陰，以養血。此皆治風邪歸併於心，而爲癲癇驚狂之病，與中風、風痹自當另看。

頭風摩散　治頭風。

大附子一枚　鹽等分

右附子爲散，和盐，以方寸匕摩頭上，令藥力行。

歌曰：頭風偏痛治如何，附子和鹽等分摩，軀殼病生須外治，馬膏桑引亦同科。

《靈樞》：馬膏，白酒和桂，桑鉤鉤之。醇酒入椒、薑，綿絮熨之，三十遍而止。皆外法也。特於此推論之。

桂枝芍藥知母湯　治諸肢節疼痛，身體尪羸，腳腫如脫，頭眩短氣，溫溫欲吐者。

桂枝四兩　芍藥三兩　甘草　麻黃　附子各二兩　白朮　知母　防風各四兩

生薑五兩

右九味，以水七升，先煮麻黄減二升，去上沫，内諸藥同煎取二升，温服七合，日三服。

歌曰：腳腫身羸欲吐形，芍三薑五是前型，知防朮桂均須四，附子麻甘二兩停。

元犀按：用桂枝湯去棗加麻黄，以助其通陽；加白朮、防風，以伸其脾氣；加附子、知母，以調其陰陽；多用生薑，以平其嘔逆。

烏頭湯 治歷節病不可屈伸疼痛者，又主腳氣疼痛不可屈伸。

麻黄 芍藥 黄芪 甘草各三兩，炙 烏頭五枚

右將烏頭㕮咀，以蜜二升，煎取一升，即出烏頭。另四味，以水三升，煮取一升，去滓，内蜜煎中，更煎之，服七合，不知，盡服之。

歌曰：歷節疼來不屈伸，或加腳氣痛維均，芎芪麻草皆三兩，五粒烏頭煮蜜勻。

尤在涇云：此治寒濕歷節之正法也。寒濕之邪，非麻黄、烏頭不能去；而病在筋節，又非皮毛之邪，可一汗而散者。故以黄芪之補，白芍之平，甘草之緩，牽制二物，俾得深入而去留邪，如衛瓘監鍾、鄧入蜀，使其成功而不及於亂，乃制方之要妙也。

礬石湯 治腳氣沖心。

礬石二兩

右一味，以漿水一斗五升，煎三五沸，浸腳良。

歌曰：腳氣沖心礬石湯，煮須漿水浸之良，濕收毒解兼除熱，補卻《靈樞》外法彰。

尤在涇云：腳氣之病，濕傷於下而氣沖於上。礬石味酸澀性燥，能卻水，收濕，解毒。毒解濕收，上沖自止。

附方

古今録驗續命湯 治中風痱，身體不能自收持，口不能言，冒昧不知痛處，或拘急不得轉側。

麻黄 桂枝 人參 甘草 乾薑 石膏 當歸各三兩 川芎一兩五錢 杏仁四十枚

右九味，以水一斗，煮取四升，溫服一升，當小汗，薄覆脊，憑几坐，汗出則愈；不汗，更服；無所禁，勿當風。並治但伏不得卧，咳逆上氣，面目浮腫。

歌曰：薑歸參桂草膏麻，三兩均匀切莫差，四十杏仁芎兩半，古今録驗主風邪。

元犀按：風，陽邪也。氣通於肝。痱，閉也。風入閉塞其毛竅，阻滯榮衛不行也。蓋風多挾寒，初中時由皮膚而入，以漸而深入於內，鬱久則化熱，熱則傷陰，陰傷內無以養其臟腑，外不能充於形骸，此即身體不能自收持，口不能言，冒昧不知痛處所由來也。主以古今錄驗續命湯者，取其祛風走表，安內攘外，旋轉上下也。方中麻黄、桂枝、乾薑、杏仁、石膏、甘草，以發其肌表之風邪，兼理其內蘊之熱；又以人參、當歸、川芎補血調氣，領麻黄、石膏等藥，穿筋骨，通經絡，調榮衛，出肌表之邪。是則此方從內達外，圜轉週身，驅邪開痱，無有不到。稱曰古今錄驗續命湯，其命名豈淺哉？

千金三黄湯　治中風，手足拘急，百節疼痛，煩熱心亂，惡寒，經日不欲飲食。

麻黄五分　獨活四分　細辛二分　黄芪二分　黄芩三分

右五味，以水六升，煮取二升，分溫三服，一服小汗，二服大汗。心熱加大黄二分，腹滿加枳實一枚，氣逆加人參三分，悸加牡蠣三分，渴加瓜蔞根三分，先有寒加附子一枚。

歌曰：風乘火勢亂心中，節痛肢拘絡不通，二分芪辛四分獨，黄芩三分五麻攻。

加減歌曰：二分黄加心熱端，消除腹滿枳枚單，虚而氣逆宜參補，牡蠣潛陽悸可安。增入蔞根能止渴，各加三分效堪觀，病前先有寒邪在，附子一枚仔細看。

元犀按：此附治風中太少，通護陰陽，驅邪之方也。足太陰屬脾，主四肢，手足拘急，惡寒。經日不欲飲食者，脾不運也。手少陰屬心，主神，心病則神昏，故心亂而發煩熱也。足少陰屬腎，主筋骨，病則百節疼痛也。方用麻黃、黃芪入太陰，宣陽發表，淨脾中之邪，以黃芩清其心熱以止煩，又用細辛、獨活入腎，穿筋骨，以散腎邪，此主治之大意也。方下氣逆加人參等六法，其意未會，不敢強解，留俟後之學者。

近效朮附湯 治風虛頭重眩，苦極，不知食味。暖肌補中，益精氣。

白朮二兩　附子一枚半，炮去皮　甘草一兩，炙

右三味，剉，每五錢匕，生薑五片，大棗一枚，水盞半，煎七分，去滓，溫服。

歌曰：一劑分服五錢匕，五片生薑一棗餌，枚半附子鎮風虛，二朮一草君須記。

喻嘉言云：此方全不用風藥，但以附子暖其水臟，朮、草暖其土臟。水土一暖，則濁陰之氣盡趨於下，而頭重苦眩及食不知味之證除矣。

崔氏八味丸 治腳氣上入少腹不仁。即腎氣丸，見婦人科。

千金越婢加朮湯歌見水氣病 治內極熱，則身體津脫，腠理開，汗大泄，厲風氣，下焦腳弱。

麻黃六兩 石膏半斤 甘草二兩 生薑三兩 白朮四兩 大棗十二枚

右六味，以水六升，先煮麻黃，去上沫，內諸藥，煮取三升，分溫三服。惡風加附子一枚。

元犀按：方中朮、甘、薑、棗，所以維正氣之根，不使陽隨汗出，陰隨熱化也。惡風加附子者，所以預防其亡陽也。

血痹虛勞方

黃芪桂枝五物湯　治血痹，陰陽俱微，寸口關上微，尺中小緊，外證身體不仁，如風痹狀。

黃芪　芍藥　桂枝各三兩　生薑六兩　大棗十二枚

右五味，以水六升，煮取二升，溫服七合，日三服。

歌曰：血痹如風體不仁，桂枝三兩芍芪均，棗枚十二生薑六，須令陽通效自神。

元犀按：《內經》云：邪入於陰則爲痹。然血中之邪，以陽氣傷而得入，亦必以陽氣通而後出。上節云宜鍼引陽氣，此節而出此方，此以藥代針引之意也。

又按：此即桂枝湯去甘草之緩，加黃芪之強有力者，於氣分中調其血，更妙倍用生薑以宣發其氣，氣行則血不滯而痹除，此夫倡婦隨之理也。

桂枝龍骨牡蠣湯 治失精家，少腹弦急，陰頭寒，目眩，發落，脈極虛芤遲，爲清穀、亡血、失精。脈得諸芤動微緊，男子失精，女子夢交，此湯主之。

桂枝　芍藥　生薑各三兩　甘草二兩　大棗十二枚　龍骨　牡蠣各三兩

右七味，以水七升，煮取三升，分溫三服。

歌曰：男子失精女夢交，坎離救治在中爻，桂枝湯內加龍牡，三兩相勻要細敲。

小品云：虛弱浮熱汗出者，除桂加白薇一兩五錢，附子一兩，名曰二加龍骨湯。

徐氏云：桂枝湯，外證得之能解肌去邪氣，内證得之能補虚調陰陽，加龍骨、牡蠣者，以失精夢交爲神精間病，非此不足以斂其浮越矣。

元犀按：徐忠可以龍骨、牡蠣斂其浮越四字括之，未免以二味爲澀藥，猶有人之見存也。吾於龍之飛潛，見陽之變化莫測；於海之潮汐，見陰之運動不窮。龍骨乃龍之脱换所遺，牡蠣乃海之精英所結，分之爲對待之陰陽，合之爲各具之陰陽，亦爲互根之陰陽，難以一言盡也。其治效無所不包，余亦恐舉一而漏萬，惟能讀《本經》《内經》仲景書者，自知其妙。

天雄散

天雄三兩　白朮八兩　桂枝六兩　龍骨三兩

右四味，杵爲散，酒服半錢匕，日三服，不知，稍增之。尤在涇云：此疑後人所附，爲補陽攝陰之用也。

歌曰：陰精不固本之陽，龍骨天雄三兩匡，六兩桂枝八兩朮，酒調錢匕日三嘗。

元犀按：此方雖系後人采取，然卻認出春之腳，陽之家，而施以大溫大補大鎮納之劑，可謂有膽有識。方中白朮入脾以納穀，以精生於穀也；桂枝入膀胱以化氣，以精生於氣也；龍骨具龍之性，龍能致水，以海爲家，蓋以精歸於腎，猶水歸於海而龍得其安宅也。深得《難經》所謂損其腎者，益其精之旨。然天雄不可得，可以附子代之，斷不可泥於小家天雄主上、附子主下之分。

小建中湯 見《傷寒長沙方歌括》 治虛勞裏急，悸，衄，腹中痛，夢失精，四肢痠疼，手足煩熱，咽乾口燥者主之。

張心在云：肺損之病，多由五志生火，銷鑠金臟，咳嗽發熱，漸至氣喘，側眠，消瘦羸瘠，虚證交集，咽痛失音而不起矣。壯水之主，以制陽光。王冰成法，於理則通，而多不效，其故何歟？竊嘗觀於爐中之火而得之，炊飯者始用武火，將熟則掩之以灰。飯徐透而不焦黑，則知以灰養火，得火之用而無火之害，斷斷如也。五志之火内燃，溫脾之土以養之，而焰自息，方用小建中湯。虚甚加黄芪，火得所養而不燃，金自清肅；又況飴糖爲君，治嗽妙品，且能補土以生金，肺損雖難著手，不患其不可治也。然不獨治肺損，凡五勞七傷，皆可以通治。

黄芪建中湯　治虚勞裏急，諸不足者主之。

即小建中湯加黄芪一兩五錢。氣短胸滿者，加生薑；腹中滿者，去棗加茯苓一兩半；及療肺虚損不足，補氣，加半夏三兩。

歌曰：小建湯加兩半芪，諸虚裏急治無遺，急當甘緩虚當補，愈信長沙百世師。

加減歌曰：氣短胸滿生薑好，三兩相加六兩討，如逢腹滿脹難消，加茯兩半除去棗。及療肺虚損不足，補氣還須開竅早，三兩半夏法宜加，蠲除痰飲爲至寶。

元犀按：虚勞裏急者，裏虚脈急也；諸不足者，五臟陰精陽氣俱不足也。經云：陰陽俱不足，補陰則陽脱，瀉陽則陰竭，如是者，當調以甘藥。又云：針藥所莫及，調以甘藥，故用小建中湯。君以飴糖、甘草，本稼穡作甘之味，以建立中氣，即《内經》所謂「精不足者，補之以味」是也；又有桂枝、薑、棗之辛甘，以宣上焦陽氣，即《内經》所謂「辛甘發散爲陽」是也。夫氣血生於中焦，中土虚則木邪肆，故用芍藥之苦泄，於土中瀉木，使土木無忤，而精氣以漸而復，虚勞諸不足者，可以應手而得耳。加黄芪者，以其補虚塞空，實腠通絡，尤有專長也。

八味腎氣丸方見婦人科　治虛勞腰痛，少腹拘急，小便不利者，此丸主之。

薯蕷丸　治虛勞諸不足，風氣百疾。

薯蕷三十分　人參七分　白朮六分　茯苓五分　甘草二十分　當歸十分　芍藥六分　芎藭六分　乾地黃十分　麥冬六分　阿膠七分　乾薑三分　大棗百枚爲膏　桔梗五分　杏仁六分　桂枝十分　防風六分　神曲十分　柴胡五分　白蘞二分　豆黃卷十分

右二十一味末之，煉蜜和丸如彈子大，空腹酒服一丸，一百丸爲劑。

歌曰：三十薯蕷二十草，三薑二蘞百枚棗，桔茯柴胡五分勻，人參阿膠七分討；更有六分不參差，芎芍杏防麥朮好，豆卷地歸曲桂枝，均宜十分和藥搗；蜜丸彈大酒服之，盡一百丸功可造，風氣百疾並諸虛，調劑陰陽爲至寶。

魏念庭曰：人之元氣在肺，人之元陽在腎，既剝削則難於遽復矣，全賴後天之穀氣資益其生。是營衛非脾胃不能宣通，而氣血非飲食無由平復也。仲景故爲虛勞諸不足而兼風氣百疾立此薯蕷丸之法。方中以薯蕷爲主，專理脾胃，上損下損，至此可以撑持；以人參、白朮、茯苓、乾薑、豆黄卷、大棗、神曲、甘草助之，除濕益氣，而中土之令得行矣；以當歸、芎藭、芍藥、地黄、麥冬、阿膠養血滋陰；以柴胡、桂枝、防風去邪散熱；以杏仁、桔梗、白蘞下氣開鬱。惟恐虛而有熱之人，滋補之藥上拒不受，故爲散其邪熱，開其逆鬱，而氣血平順，補益得納，爲至當不易之道也。

酸棗仁湯 治虛勞虛煩不得眠。

酸棗仁二升 甘草一兩 知母二兩 茯苓二兩 芎藭二兩

右五味，以水八升，煮酸棗仁得六升，内諸藥煮取三升，分溫三服。

歌曰：酸棗仁二升先煮湯，茯知二兩佐之良，芎甘各一相調劑，服後恬然足睡鄉。

尤在涇云：人寤則魂寓於目，寐則魂藏於肝。虛勞之人，肝氣不榮，故以棗仁補斂之。然不眠由於虛煩，必有燥火痰氣之擾，故以知母、甘草清熱滋燥，茯苓、川芎行氣除痰。皆所以求肝之治而宅其魂也。

大黃䗪蟲丸　治五勞虛極羸瘦，腹滿不能飲食，食傷、憂傷、飲傷、房室傷、饑傷、勞傷、經絡營衛氣傷，內有乾血，肌膚甲錯，兩目黯黑，緩中補虛者，此丸主之。

大黃十分，蒸　黃芩二兩　甘草三兩　桃仁一升　杏仁一升　芍藥四兩　乾漆一兩　虻蟲一升　乾地黃十兩　水蛭百枚　蠐螬百枚　䗪蟲半升

右十二味末之，煉蜜和丸小豆大，酒服五丸，日三服。

歌曰：乾血致勞窮源委，緩中補虚治大旨，螬蛭百個䗪半升，桃杏虻蟲一升止，一兩乾漆十地黄，更用大黄十分已，三甘四芍二黄芩，五勞要證須用此。此方世醫勿驚疑，起死回生大可恃。

尤在涇曰：風氣不去，則足以賊正氣而生長不榮，故薯蕷丸爲要方。乾血不去，則足以留新血而滲灌不周，此丸爲上劑。

愚按：此丸從《内經》四烏鰂一藘茹丸悟出，但不如四烏鰂一藘茹丸之平易近人也。

王晉三云：《金匱》血痹虚勞脈證九條，首條是汗出而風吹之，血凝於膚而爲痹，然痹未至於乾血，後六條是諸虚不足而成勞，然勞亦不至於虚極，故治法皆以補虚、和營衛、去風氣爲主方。若五勞虚極，痹而内成乾血者，悉皆由傷而血瘀，由血瘀而爲乾血也。假如陰之五宫，傷在五味，飲食自倍，則食傷於脾。西方生燥，在臟爲肺，在志爲憂，憂患不止，則營澀衛除，故憂傷於肺。以酒爲漿，以妄爲常，女子脫血，醉入房中，則飲傷於肝。嗜欲無窮，精氣弛壞，則房勞傷於腎。穀氣不盈，上焦不行，下脘不通，胃熱陰虧，則饑傷於胃。尊榮人有所勞倦，喘息汗出，其傷在榮。若負重努力人，亦傷於榮，榮氣屬心，故勞傷於心。諸傷而胃亦居其一者，以五臟皆稟氣於胃，爲四時之病變，死生之要會。胃熱液涸，則五臟絕陰氣之源，而絡痹血乾愈速，故饑傷亦列於臟傷之間。其第七句是總結諸傷皆傷其經絡營衛之氣也。細繹本文云：腹滿不能食，肌膚甲錯，面目黯黑。明是不能内穀以通流營衛，則營衛凝注，瘀積之血牢不可破，即有新生之血，亦不得暢茂條達，惟有日漸羸瘦而成内傷乾血勞，其有不死者幾希矣。仲景乃出佛心僊手，治以大黃䗪蟲丸。君以大黃，從胃絡中宣瘀潤燥，佐以黄芩清肺衛，杏仁潤心營，桃仁補肝虚，生地滋腎燥，乾漆性急飛竄，破脾胃關節之瘀血，虻蟲性升，入陽分破血，水蛭性下，入陰分逐瘀，蠐螬去兩脇下之堅血，䗪蟲破堅通絡行陽，卻有神功，故方名標而出之，芍藥、甘草扶脾胃，解藥毒。緩中補虚者，緩，舒也，綽也，指方中寬舒潤血之品而言也。故喻嘉言曰：可用瓊玉膏補之，勿以芪、朮補中，失卻寬舒胃氣之義。

附方

千金翼炙甘草湯歌見《傷寒》

治虚勞不足，汗出而悶，脈結悸，行動如常，不出百日，危急者十一日死。

徐云：此虚勞中潤燥復脈之神方，今人喜用膠、麥等而畏用薑、桂，豈知陰凝燥氣，非陽不能化耶？

魏云：仲景用陰陽兩補之法，較後人所制十全、八珍等湯，純美多矣。

肘後獺肝散 治冷勞，又主鬼疰，一門相染。

獺肝一具，炙乾末之，水服方寸匕，日三服。

歌曰：獺肝變化少人知，一月能生一葉奇，鬼疰冷勞宜此物，傳屍蟲蠱是專司。

王晉三云：獺肝散，奇方也。葛稚川治屍疰、鬼疰，仲景治冷痨，皆取用之。按：獺肝性溫，能驅陰邪而鎮肝魂，不使魂游於上，而生變動之證。蓋疰者，邪注於臟也。若注於肝，則肝爲善變之臟，邪與魂相合，證變便有二十二種，其蟲三日一食，五日一退，變見之證，無非陰象，而獺肝一月生一葉，又有一退葉，是其性亦能消長出入，以殺隱見變幻之蟲。真神品也。

金匱方歌括卷三

閩 長樂 陳念祖 修園 著
男 蔚 古愚 參訂
元犀 靈石 韻注
孫 男 心典 徽庵 同校字
心蘭 芝亭

肺痿肺癰咳嗽上氣方

甘草乾薑湯

治肺痿吐涎沫而不咳者，其人不渴，必遺尿，小便數。所以然者，以上虛不能制下故也。此爲肺中冷，必眩，多涎唾，以此方溫之。若服湯已渴者，屬消渴。

甘草四兩，炙　乾薑二兩，炮

右㕮咀，以水三升，煮取一升五合，去滓，分溫再服。

歌曰：二兩乾薑四炙甘，薑須炮透旨須探，《傷寒》《金匱》各方中，止此一方用炮。肺中津涸方成痿，氣到津隨得指南。

蔚按：肺痿皆爲熱證，然熱有虚實之不同。實熱宜用寒劑，而此則亡津液而致虚，以虚而生熱。若投以苦寒之劑，非苦從火化而增熱，則寒爲熱拒而不納矣。此方妙在以甘草之大甘爲主，佐以炮透之乾薑，變其辛溫之性而爲苦溫之用，於甘溫除大熱成法中，又參以活法。面面周到，神乎！神乎！

射乾麻黄湯　治咳而上氣，喉中水雞聲者，主之。

射乾三兩　麻黄　生薑各四兩　細辛　紫菀　款冬花各三兩　大棗七枚　半夏半升　五味半升

右九味，以水一斗二升，先煮麻黄兩沸，去上沫，内諸藥，煮取三升，分温三服。

歌曰：喉中咳逆水雞聲，三兩乾辛款菀行，夏味半升棗七粒，薑麻四兩破堅城。

上方主温，此方主散。

尤在涇云：咳而上氣，肺有邪則氣不降而反逆也。肺中寒飲，上入喉間，爲呼吸之氣所激，則作聲如水雞。射乾、紫菀、款冬利肺氣，麻黄、細辛、生薑發邪氣，半夏降逆氣，而以大棗安中，五味斂肺，恐劫散之藥並傷及其正氣也。

皂莢丸 治咳逆上氣，時時吐濁，但坐不得眠者，此丸主之。

皂莢八兩，刮去皮，酥炙

右一味末之，蜜丸梧子大，以棗膏和湯服三丸，日三夜一服。

歌曰：濁痰上氣坐難眠，癰勢將成壅又堅，皂莢蜜丸調棗下，綢繆須在雨之前。

蔚按：痰有固而不拔之勢，故用皂莢開其壅閉，滌其污垢，又以棗膏安其胃氣，祛邪中不離養正之法。

厚朴麻黃湯　治咳而脈浮者主之。

厚朴五兩　麻黃四兩　石膏如雞子大　杏仁半升　半夏半升　乾薑　細辛各二兩　小麥一升　五味半升

右九味，以水一斗二升，先煮小麥熟，去滓，內諸藥，煮取三升，溫服一升，日三服。

歌曰：杏仁夏味半升量，升小麥四麻五朴良，二兩薑辛膏雞蛋大，脈浮咳喘此方當。一本半夏用至六升，此遵徐注，半夏止用半升。

元犀按：咳而脈浮者，内有飲而表有邪也。表邪激動内飲，飲氣上淩，則心肺之陽爲之蒙蔽，故用厚朴麻黄湯宣上焦之陽，降逆上之飲。方中厚朴寬胸開蔽，杏仁通泄肺氣，助麻黄解表出邪，乾薑、五味、半夏、細辛化痰滌飲，小麥保護心君，然表邪得辛溫而可散，内飲非質重而難平，故用石膏之質重者，降天氣而行治節，使水飲得就下之性，而無上逆之患也，尤妙先煮小麥，補心養液，領諸藥上行下出，爲攘外安内之良圖。可知仲師之方無微不到，學者當細心體認，方得其旨焉。

澤漆湯 治咳而脈沈者，此湯主之。

半夏半升　澤漆三升，以東流水五斗，煮取一斗五升　紫參一本作紫菀　生薑　白前各五兩　甘草

黄芩　人參　桂枝各三兩

右九味，㕮咀，內澤漆湯中煮取五升，溫服五合，至夜盡。

歌曰：五兩紫參薑白前，三升澤漆法分煎，桂苓參草同三兩，半夏半升滌飲專。

元犀按：咳而脈浮者，表有邪也。表邪不解，則乾動內飲而爲咳，用厚朴麻黃湯寬胸解表，一鼓而下，則外邪、內飲一併廓清矣。至於咳而脈沈者，裏不和也。裏氣不和，由於天氣不降，治節不行，而水道不通，致內飲上逆爲咳矣。用澤漆湯者，君澤漆，壯腎陰，鎮水逆；佐以紫菀、白前，開肺氣，散結氣，以達陽氣；又以半夏、黃芩，分陰陽，安胃氣，以降逆氣，並和裏氣；生薑、桂枝，調營衛，運陽氣，並行飲氣；人參、甘草，奠中土，交陰陽以和之。猶治水者，先修堤岸，以杜其泛濫之患也。先煮澤漆者，取其氣味濃厚，領諸藥入腎，充腎氣，使其吸引有權，則能通腑以神其妙用焉。

受業林禮豐按：本方主太陽之裏，太陽底面便是少陰，咳而脈沈者，病在太陽之裏、少陰之表也。蓋太陽主皮毛，邪傷皮毛，必乾於肺，肺傷則不能生水，而少陰之樞逆於下，故立此方。君以澤漆者，以其氣味苦寒，壯腎陰，利水而止咳也，復用白前宣肺氣，黄芩泄肺熱，人參補肺虚，甘草安脾氣，紫菀開結氣，桂枝化膀胱，半夏降逆，生薑滌飲，則肺邪可驅，肺虚可補，腎陰可壯，州都可達矣。煎法先煮澤漆湯成，而後入諸藥者，取其領諸藥以神其妙用也。

麥門冬湯 治火逆上氣，咽喉不利，止逆下氣者，此湯主之。

麥門冬七升 半夏一升 人參 甘草各二兩 粳米三合 大棗十二枚

右六味，以水一斗二升，煮取六升，温服一升，日三夜一服。

歌曰：火逆原來氣上沖，一升半夏七升冬，參甘二兩粳三合，棗十二枚是正宗。

喻嘉言云：於大建中氣、大生津液隊中，增入半夏之辛溫一味，其利咽下氣，非半夏之功，善用半夏之功，擅古今未有之奇矣！

葶藶大棗瀉肺湯　治肺癰，喘不得臥者，主之。

葶藶熬令黃色，搗丸如雞子大　大棗十二枚

右先以水三升煮棗，取二升，去棗，內葶藶，煮取一升，頓服。

歌曰：喘而不臥肺癰成，口燥口中辟辟乾燥胸疼胸中隱隱痛數實呈肺痿脈數而虛，肺癰脈數而實，葶藶一丸十二棗，雄軍直入奪初萌。

尤在涇云：葶藶苦寒，入肺泄氣閉，加大棗甘溫以和藥力，與皂莢丸之飲以棗膏同法。

桔梗湯 治肺癰咳而胸滿，振寒脈數，咽乾不渴，時出濁唾腥臭，久久吐膿如米粥者，此湯主之。

桔梗一兩 甘草二兩

右以水三升，煮取一升，分溫再服，則吐膿血也。

歌曰：膿如米粥肺須清，毒潰難支藥要輕，甘草二兮桔一兩，土金合化得生生。

元犀按：肺癰尚未成膿，用葶藶瀉之，今已潰後，用此湯排膿解毒，宜緩治，不可峻攻也。餘解見《傷寒長沙方歌括》。

越婢加半夏湯 治咳而上氣，此爲肺脹，其人喘，目如脫狀，脈浮大者，此湯主之。

麻黄六兩 石膏半斤 生薑三兩 大棗十二枚 甘草二兩 半夏半升

右六味，以水六升，先煮麻黄，去上沫，内諸藥，煮取三升，分溫三服。

歌曰：風水多兮氣亦多，水風相搏浪滔滔；全憑越婢平風水，加夏半升奠巨波。

元犀按：此肺脹，原風水相搏，熱氣奔騰，上蒸華蓋，走入空竅，故咳而上氣，喘，目如脱狀證。脈浮大者，風爲陽邪，鼓蕩於其間故也。方用麻黄、生薑直攻外邪，石膏以清内熱，甘草、大棗以補中氣，加半夏以開其閉塞之路，俾肺竅中之痰涎淨盡，終無肺癰之患也。

小青龍加石膏湯　治肺脹，咳而上氣，煩躁而喘，脈浮者，心下有水，此湯主之。

小青龍方見《傷寒論》，再加石膏二兩，即此方也。

歌曰：小龍分兩照原方，二兩膏加仔細詳，水飲得溫方可散，欲除煩躁藉辛凉。

尤在涇云：此亦內邪外飲相搏之證，但兼煩躁，則挾有熱邪。特加石膏，即大青龍例也。然心下有水，非溫藥不得開而去之，故不用越婢加半夏，而用小青龍加石膏。寒溫並進，水熱俱捐，於法爲尤密矣。

魏念庭云：師爲肺冷而乾燥將痿者，立甘草乾薑湯一方；爲肺熱而枯焦將致痿者，立麥門冬湯一方，皆預治肺痿之法也，師爲有表邪而肺鬱，恐成痿與癰者，立射乾湯一法；爲無外邪而氣上逆者，恐其成癰，立皂莢丸一法；爲有外邪而預理其肺者，立厚朴麻黄湯一法；有外邪而復有內熱者，立澤漆湯一法，皆預治肺氣，不令成痿癰之意也。又爲有外邪而肺脹急，立越婢加半夏湯一法；有外邪而復有內熱，肺脹煩躁者，立小青龍加石膏一法，亦皆預治肺氣，不令成癰痿之意也。主治者果能明此，選擇比屬而用之，又何大患之可成乎？及肺癰已成，用大棗葶藶瀉肺湯；久久吐膿如米粥，用桔梗湯。不以病之不可爲而棄之，益見濟人無已之苦心也。

附方

外臺炙甘草湯方歌見《傷寒》　治肺痿涎唾多，心中溫溫液液者。

元犀按：肺痿涎唾多，心中溫溫液液者，心陰不足也。心陰不足則心陽上熾，勢必剋金而成肺痿。方用炙甘草湯生津潤燥，養陰維陽，使陰復而陽不浮，則清肅之令自行於肺矣。餘義見《傷寒論》，不再贅。

千金甘草湯歌解見《傷寒長沙方歌括》　甘草一味，以水三斗，煮減半，溫分三服。

千金生薑甘草湯　治肺痿咳唾涎沫不止，咽燥而渴。

生薑五兩　人參三兩　甘草四兩　大棗十五枚

右四味，以水七升，煮三升，分溫三服。

歌曰：肺痿唾涎咽燥殃，甘須四兩五生薑，棗枚十五參三兩，補土生津潤肺傷。

元犀按：中者，土也。土能生金，金之母，即資生之源也。夫肺痿咳唾涎沫不止，咽燥而渴者，是中土虛，水氣逆，阻其正津不能上滋也。方用生薑甘草湯者，君生薑破陰行陽，蒸津液上滋；佐以人參，入太陰，振脾中之陽，育肺中之陰；又以棗、草助之，爲資生之始，令土旺則生金制水矣。

千金桂枝去芍藥加皂莢湯 治肺痿吐涎沫。

桂枝　生薑各三兩　甘草二兩　大棗十二枚　皂莢一枚，去皮子，炙焦

右五味，以水七升，微火煮取三升，分溫三服。

歌曰：桂枝去芍本消陰，痰飲挾邪迫肺金；一個皂驅粘膩濁，桂枝運

氣是良箴。

元犀按：非辛溫之品，不能行陽運氣；非甘潤之品，不能補土生津。君以薑、桂之辛溫，行陽消陰；佐以大棗、甘草之甘潤，補陰生液；若夫開壅塞，滌污垢，以淨其涎沫者，則皂莢尤有專長耳。

外臺桔梗白散歌解見《傷寒歌括》

治咳而胸滿，振寒脈數，咽乾不渴，時出濁唾腥臭。久久吐膿如米粥者，爲肺癰。

桔梗　貝母各三分　巴豆一分，去皮，熬。研如霜

右三味爲散，強人飲服半錢匕，羸者減之。病在膈上者吐膿，在膈下者瀉出，若下多不止，飲冷水一杯則定。

千金葦莖湯　治咳有微熱，煩滿，胸中甲錯，是爲肺癰。

葦莖二升　薏苡仁半升　桃仁五十粒　瓜瓣半升

右四味，以水一斗，先煮葦莖得五升，去滓，内諸藥煮取二升，服一升，再服，當吐如膿。

歌曰：胸中甲錯肺癰成，煩滿咳痰數實呈，苡瓣半升桃五十，方中先煮二升莖。

元犀按：此方以濕熱爲主。咳有微熱、煩滿、胸中甲錯者，是濕熱之邪結在肺也。肺既結，則阻其氣血不行而爲癰矣。方用葦莖解氣分之熱結；桃仁泄血分之熱結；薏苡利濕，清結熱之源；瓜瓣排瘀，開結熱之路。方下注云：再服當吐如膿者，指藥力行，肺癰潰矣。

葶藶大棗瀉肺湯　治肺癰胸滿脹，一身面目浮腫，鼻塞清涕出，不聞香臭酸辛，咳逆上氣，喘鳴迫塞，此湯主之。方見上。三日一劑，可至三四劑，此先服小青龍湯一劑乃進。

奔豚氣病方

奔豚湯　治奔豚氣上沖胸，腹痛，往來寒熱者，主之。

甘草　當歸　芎藭　黄芩　芍藥各二兩　半夏　生薑各四兩　生葛五兩　甘李根白皮一升

右九味，以水二斗，煮取五升，溫服一升，日三夜一服。

歌曰：氣沖腹痛號奔豚，四兩夏薑五兩葛根，歸芍芎芩甘二兩，李皮須到一升論。

按：《傷寒論》云：厥陰之爲病，氣上沖心。今奔豚而見往來寒熱，腹痛，是肝臟有邪，而氣通於少陽也。

魏念庭云：上下升降，無論邪正之氣，未有不由少陽，少陽爲陰陽之道路也。陰陽相搏則腹痛，氣升則熱，氣降則寒，隨奔豚之氣作患也。

徐忠可云：此方合桂枝、小柴胡二湯，去柴胡，去桂枝，去大棗，以太陽、少陽合病治法，解內外相合之客邪。肝氣不調而加辛溫之芎、歸，熱氣上沖而加苦泄之生葛、李根，不治奔豚，正所以深於治也。

尤在涇云：苓、桂爲奔豚主藥，而不用者，病不由腎發也。

按：服此湯而未愈者，用烏梅丸神效。

桂枝加桂湯歌見《傷寒》　治發汗後燒鍼令其汗，鍼處被寒，核起而赤者，必發奔豚，氣從少腹上至心，灸其核上各一壯，與此湯主之。

元犀按：汗後又迫其汗，重傷心氣，心氣傷不能下貫元陽，則腎氣寒而水滯也。加以針處被寒，爲兩寒相搏，必挾腎邪而凌心，故氣從少腹上至心，發爲奔豚也。灸之者，杜其再入之患；用桂枝湯補心氣以解外邪；

加桂者，通腎氣，暖水臟，而水邪化矣。

茯苓桂枝甘草大棗湯 歌見《傷寒》 治發汗後，臍下悸者，欲作奔豚，此湯主之。

此發汗後心氣不足，而後腎氣乘之，臍下悸，即奔豚之兆也。

孫男心典稟按：因驚而得，似只宜以心爲治也。然自下而上，動於腎氣，激亂於厥陰，而撤守在心，實三經同病也。仲景三方，亦微示其意，學者當隅反之。余讀金匱茯苓桂枝甘草大棗湯治汗後腎氣凌心，即悟桂枝甘草湯叉手冒心之治也，更悟桂枝去芍藥加蜀漆牡蠣龍骨救逆湯火逆驚狂之治也。因奔豚湯治氣上沖胸，即悟烏梅丸氣上沖心之治，並四逆散加茯苓，心下悸之治也。因桂枝加桂湯治氣從小腹上沖心，即悟理中湯去朮加桂，臍下動氣之治也。先祖云：仲景書一言一字，俱是活法，難與不讀書者道，亦難與讀書死於句下者道也。

胸痹心痛短氣方

瓜蔞薤白白酒湯 治胸痹，病喘息咳唾，胸背痛，短氣，寸口脈沈而遲，關上小緊數者，此湯主之。

瓜蔞實一枚，搗 薤白半升 白酒七升

右三味同煮，取二升，分溫再服。

歌曰：胸爲陽位似天空，陰氣彌淪痹不通，薤白半升瓜蔞一個，七升白酒奏奇功。

孫男心典稟按：胸爲氣息之路，若陰邪佔居其間，則阻其陽氣不通，故生喘息、咳唾、胸背痛諸證。寸口者，脈之大會，陽之位也。《内經·診脈篇》云：上竟上者，胸喉中事也。上附上，右外以候肺，内以候胸中，左外以候心，内以候膻中。此云：寸口脈沈而遲，關上小緊數。寸口，即《内經》所謂上竟上也。沈爲在裏，遲爲虚寒。關上者，即《内經》所謂上附上也。緊爲陰邪，數爲陽氣，顯系胸中陽氣被陰寒痹塞，阻其前後之氣，不相貫通，故見以上種種諸證。方中用瓜蔞開胸結，薤白宣心陽，尤妙在白酒散痹通陽，引氣血環轉週身，使前後之氣貫通無礙，則胸中曠若太空，有何胸痹之患哉？

瓜蔞薤白半夏湯　治胸痹不得臥，心痛徹背者主之。

瓜蔞實一枚，搗　薤白三兩　半夏半升　白酒一斗

右四味，同煮，取三升，溫服一升，日三服。

歌曰：胸背牽疼不臥時，上言胸背痛，茲又加以不得臥，其痛甚矣。所以然者，有痰飲以爲之援也。半升半夏一蔞施，

薤因性濕惟三兩，即前湯減薤白，只用三兩，惡其濕也。增入半夏半升，取其燥也。斗酒同煎滌飲奇。

元犀按：加半夏一味，不止滌飲，且能和胃而通陰陽。

枳實瓜蔞薤白桂枝湯 治胸痹，心中痞氣留結在胸，胸滿，脅下逆搶心者，此湯主之；人參湯亦主之。

枳實四枚　薤白半升　桂枝一兩　厚朴四兩　瓜蔞實一枚，搗

右五味，以水五升，先煮枳、朴，取二升，去滓，入諸藥再煮數沸，分溫再服。

歌曰：痞連胸脅逆攻心，尤云：心下痞氣，是氣痹而成痞也。按：脅下逆搶心者，氣不由中上而從脅逆，是中痹而阻諸氣之往來也。薤白半升四朴尋，一個瓜蔞一兩桂，四枚枳實撤浮陰。尤云：宜急通其痞結之氣。

元犀按：枳實、厚朴泄其痞滿，行其留結，降其搶逆，得桂枝化太陽之氣，而胸中之滯塞自開，以此三藥與薤白、瓜蔞之專療胸痹者而同用之，亦去

疾莫如盡之旨也。

人參湯即桂枝人參湯。方見《傷寒論》

歌曰：理中加桂人參湯，尤云：速復其不振之陽。陽復陰邪不散藏，休訝補攻分兩道，道消小人道消道長君子道長細推詳。

元犀按：此別胸痹證虛實之治。實者，邪氣搏結，蔽塞心胸，故不用補虛之品，而專以開泄之劑，使痹氣開，則搶逆平矣。虛者，心陽不足，陰氣上彌，故不以開泄之劑，而以溫補爲急，使心氣旺，則陰邪自散矣。尤在涇云：去邪之實，即所以安正；補陽之虛，即所以逐陰。是在審其病之久暫，與氣之虛實而決之。

茯苓杏仁甘草湯　治胸痹，胸中氣塞，短氣者，此湯主之；橘皮枳實生薑湯亦主之。

茯苓三兩　杏仁五十個　甘草一兩

右三味，以水一斗，煮取五升，溫服一升，日三服。不差，更服。

歌曰：痹而短氣孰堪醫，甘一苓三淡泄之，更有杏仁五十粒，水行則氣自順不求奇。

橘皮枳實生薑湯

橘皮一斤　枳實三兩　生薑半斤

右三味，以水五升，煮取二升，分溫再服。

歌曰：痹而氣塞又何施，枳實辛香三兩宜，橘用一斤薑減半，氣開則結自散勿遲疑。

受業林禮豐按：胸痹胸中氣塞者，由外邪搏動內飲，充塞於至高之分，閉其氣路，非辛溫不能滌飲散邪，非苦泄不能破塞調氣。故重用橘皮、生薑之大辛大溫者，散胸中之飲邪；枳實之圓轉苦辛者，泄胸中之閉塞，譬之寇盜充斥，非雄師不能迅掃也。至若胸痹短氣，乃水邪射肺阻其出氣，只用甘草奠安脾氣，杏仁開泄肺氣，重用茯苓清治節，使水順趨於下，水行而氣自治，譬之導流歸海而橫逆自平也。二方併列，一用辛開，一用淡滲。學者當臨機而酌宜焉。

薏苡附子散　治胸痹緩急者，此散主之。

薏苡仁十五兩　大附子十枚，炮

右二味，杵爲散，服方寸匕，日三服。

歌曰：痹來緩急屬陽微，經云：陽氣者，精則養神，柔則養筋。附子十枚切莫違，更有薏仁十五兩，筋資陰養得陽歸。

元犀按：薏苡稟陽明金氣，金能制風，肝爲風臟而主筋，取治筋之緩急，人之所知也。合附子以大補陽氣，其旨甚奧。經云：『陽氣者，精則養神，柔則養筋』是也。《傷寒論》桂枝加附子湯與此相表裏。

桂枝生薑枳實湯 治心中痞，諸逆心懸痛者，此湯主之。

桂枝 生薑各三兩 枳實五兩

右三味，以水六升，煮取三升，分溫三服。

歌曰：心懸而痛痞相連，痰飲上彌客氣塡，三兩桂薑五兩枳，祛寒散逆並攻堅。

元犀按：心下痞者，心陽虛而不布，陰邪僭居心下而作痞也。尤云：諸逆，該痰飲、客氣而言。心懸痛者，如空中懸物搖動而痛也。此注亦超。主以桂枝生薑枳實湯者，桂枝色赤，補心壯陽；生薑味辛，散寒降逆；佐以枳實之味苦氣香，苦主泄，香主散，爲泄痞散逆之妙品，領薑、桂之辛溫旋轉上下，使陽氣普照，陰邪迅掃而無餘耳。

烏頭赤石脂丸　治心痛徹背，背痛徹心者，此丸主之。

烏頭一分，炮　蜀椒　乾薑各一兩　附子半兩　赤石脂一兩

右五味末之，蜜丸如桐子大，先食服一丸，日三服。不知，稍加服。

歌曰：徹背徹胸痛不休，前言心痛徹背，尚有止息之時，今則陰寒極而痛極矣。陽光欲熄實堪憂，非薤白之類所能治也。

烏頭一分五錢附，赤石椒薑一兩求。

喻嘉言曰：前後牽連痛楚，氣血疆界俱亂，若用氣分諸藥，轉益其痛，勢必危殆。仲景用蜀椒、烏頭一派辛辣，以溫散其陰邪，然恐胸背既亂之氣難安，而即於溫藥隊中，取用乾薑之守，赤石脂之澀，以填塞厥氣所橫沖之新隊，俾胸之氣自行於胸，背之氣自行於背，各不相犯，其患乃除，此煉石補天之精義也。今人知有溫氣、補氣、行氣、散氣諸法，亦知有堵

塞邪氣攻沖之訣，令胸背陰陽二氣並行不悖也哉。

附方

九痛丸 治九種心痛：一蟲、二注、三風、四悸、五食、六飲、七冷、八熱、九去來痛是也。而並以一方治之者，豈痛雖有九，其因於積冷結氣者多耶？

附子三兩，炮 生狼牙 巴豆去皮，熬，研如膏 乾薑 吴茱萸 人參各一兩

右六味末之，煉蜜丸如梧桐子大，酒下。強人初服三丸，日三服。弱者二丸。

兼治卒中惡，腹脹，口不能言。又治連年積冷，流注，心胸痛，並冷沖上氣，落馬，墜車，血疾等證，皆主之。忌口如常法。

歌曰：九種心疼治不難，狼牙吴萸薑巴豆附參安，附須三兩餘皆一，攻補同行仔細看。

魏云：凡結聚太甚，有形之物參雜其間，暫用此丸，政刑所以濟德禮

之窮也。

腹滿寒疝宿食方

附子粳米湯　治腹中寒氣，雷鳴切痛，胸脅逆滿，嘔吐者，此湯主之。

附子一枚，炮　半夏　粳米各半升　甘草一兩　大棗十枚

右五味，以水八升，煮米熟，湯成，去滓，溫服一升，日三服。

歌曰：腹中切痛作雷鳴，胸脅皆膨嘔吐成，附子一枚棗十個，半升粳夏一甘烹。

元犀按：腹中雷鳴，胸脅逆滿嘔吐，氣也，半夏功能降氣。腹中切痛，寒也，附子功能驅寒。又佐以甘草、粳米、大棗者，取其調和中土，以氣

逆爲病逆於上，寒生爲病起於下，而交乎上下之間者，土也。如兵法擊其中堅，而首尾自應也。

厚朴七物湯 治腹滿發熱十日，脈浮而數，飲食如故者，此湯主之。

厚朴半斤 甘草 大黄各三兩 大棗十枚 枳實五枚 桂枝二兩 生薑五兩

右七味，以水一斗，煮取四升，溫服八合，日三服。嘔者加半夏五合，下利去大黄，寒多者加生薑至半斤。

歌曰：滿而便閉脈兼浮，三兩甘黄八朴投，二桂五薑十個棗，五枚枳實效優優。

元犀按：病過十日，腹滿發熱，脈浮而數。夫脈浮而發熱，邪盛於表也。腹滿而脈數，邪實於裏也。表裏俱病，故以兩解之法治之。取桂枝湯去芍藥之苦寒，以解表邪而和營衛；小承氣湯蕩胃腸以泄裏實。故雖飲食如故，以病已十日之久，表裏交病，邪不去則正不復，權宜之法，在所必用也。嘔者，氣逆於上也，故加半夏以降逆；下利去大黄者，以表邪未解，恐重傷胃氣以陷邪也；寒多加生薑者，以太陽本寒之所盛，重用生薑以散寒也。

大柴胡湯歌見《傷寒》　按之心下滿痛者，此爲實也，當下之，宜此湯。

元犀按：實者當下症，大承氣湯尤恐不及，況大柴胡湯乎？按之心下滿痛者，太陽之邪逆而內乾少陽，樞機阻而不利也。用大柴胡湯宣外達內，使少陽之氣從太陽之開而解矣。

厚朴三物湯　治痛而便閉者，此湯主之。

厚朴八兩　大黄四兩　枳實五枚

右三味，以水一斗二升，先煮二味，取五升，内大黄，煮取三升，溫服一升，以利爲度。

歌曰：痛而便閉下無疑，四兩大黄朴倍之，枳用五枚先後煮，小承變法更神奇。

尤在涇云：承氣意在蕩實，故君大黄；三物意在行氣，故君厚朴。

元犀按：此方不減大黄者，以行氣必先通便，便通則腸胃暢而腑臟氣通，通則不痛也。

大承氣湯 歌見《傷寒》 治腹滿不減，減不足言，當下之。

以上三方，雖緩急不同，而攻泄則一，所謂中滿瀉之於內也。《傷寒論淺注》已解，毋庸再贅。

大建中湯 治心胸中大寒，痛嘔不能飲食，腹中滿，上沖皮起，出見有頭足，上下痛而不可觸近者，此湯主之。

蜀椒二合，炒去汗 乾薑四兩 人參二兩

右三味，以水四升，煮取二升，去滓，内膠飴一升，微火煎取二升，分溫再服。如一炊頃，可飲粥二升，後更服，當一日食糜粥，溫覆之。

歌曰：痛嘔食艱屬大寒，腹沖頭足觸之難，腑臟經絡皆寒所痹，痛甚手不可近也。乾薑四兩椒二合，參二飴升食粥安。

受業林禮豐按：胸爲陽氣出入之位。師云：心胸中大寒者，胸中之陽不宣，陰寒之氣從下而上也。痛者，陰寒結聚也。嘔者，陰寒犯胃也。不能食腹中滿者，陰寒犯脾也。上沖皮起，出見有頭足者，陰寒橫逆於中也。上下痛而不可觸近者，是寒從下上，徹上徹下，充滿於胸腹之間，無分界限，陽氣幾乎絕滅矣。扼要以圖，其權在於奠安中土。中焦之陽四布，上下可以交泰無虞，故主以大建中湯。方中重用乾薑溫中土之寒，人參、飴糖建中焦之氣，佐以椒性純陽下達，鎮陰邪之逆，助乾薑以振中土之陽。服後一炊頃飲粥者，亦溫養中焦之氣以行藥力也。

大黃附子湯 治脅下偏痛，脈緊弦，此寒也，以溫藥下之，宜此湯。

大黃三兩 附子三枚 細辛二兩

右三味，以水五升，煮取二升，分溫三服。若強人，煮取二升半，分溫三服，服後如人行四五里，進一服。

歌曰：脅下偏疼脈緊弦，若非溫下恐遷延，大黃三兩三枚附，二兩細辛可補天。

尤在涇云：陰寒成聚，非溫不能已其寒，非下不能去其結。故曰陰寒聚結，宜急以溫藥下之。

赤丸方 治寒氣厥逆者。

烏頭二兩，炮 茯苓四兩 細辛一兩 半夏四兩右四味末之，內真朱爲色，煉蜜爲丸，如麻子大，先食飲，酒下三丸，日再服。一服不知，稍增，以知爲度。

歌曰：寒而厥逆孰爲珍，四兩夏苓一兩辛，中有烏頭二兩炮，蜜丸朱色妙通神。

元犀按：寒氣而至厥逆，陰邪盛也，方中烏頭、細辛以溫散獨盛之寒，茯苓、半夏以降泄其逆上之氣，人所共知也。而以朱砂爲色，其玄妙不可明言，蓋以此品具天地純陽之正色，陽能勝陰，正能勝邪，且以鎮寒氣之浮，而保護心主，心主之令行，則逆者亦感化而效順矣。

大烏頭煎　治腹滿脈弦而緊，弦則衛氣不行，即惡寒。緊則不欲食，邪正相搏，即爲寒疝。寒疝繞臍痛，若發則白津出，手足厥冷。其脈沈緊者，此主之。犀按：白津者，汗淡不咸，或未睡時泄精漏精，大便下如白痰，若豬脂狀，俱名白津。

烏頭大者五枚，熬，去皮，不必咀

右以水三升，煮取一升，去滓，內蜜二升，煎令水氣盡，取二升，強人服七合，弱人服五合。不差，明日更服，不可一日更服。

歌曰：沈緊而弦痛繞臍，白津汗出淡而不鹹之名厥逆四肢冷冷淒淒，一身惡寒之甚。烏頭五個煮添蜜，頃刻顛危快挈提。

元犀按：上條與本條，俱陰寒內結之症。寒爲厥，氣爲逆，是積久陰邪聚滿於中也。陰邪動則氣逆，當爲喘嘔不能食矣；陰邪結則阻其陽氣不行，故肢厥膚冷，腹中痛，自汗出矣。曰寒氣厥逆者，乃純陰用事，陽氣將亡，法宜溫中壯陽，大破陰邪，非甘溫辛熱之品，焉能救其萬一哉？

當歸生薑羊肉湯　治寒疝腹中痛，及脅痛裏急者主之。

當歸三兩　生薑五兩　羊肉一斤

右三味，以水八升，煮取三升，溫服七合，日三服。若寒多，加生薑成一斤。痛多而嘔者，加橘皮二兩，白朮一兩。加生薑者，亦加水五升，煮取三升二合服之。

歌曰：腹痛脅疼腹脅皆寒氣作主，無復界限，裏急不堪，是內之榮血不足，致陰氣不能相營而急，羊斤薑五並歸三；於今豆蔻香砂法，可笑依盲授指南。

加減歌曰：寒多增到一斤薑，痛嘔宜加橘朮商，朮用一兮橘二兩，祛痰止嘔補中方。

元犀按：方中當歸行血分之滯而定痛，生薑宣氣分之滯而定痛，亦人所共曉也。妙在羊肉之多，羊肉爲氣血有情之物，氣味腥羶濃厚，入咽之後即與濁陰混爲一家，旋而得當歸之活血而血中之滯通，生薑之利氣而氣中之滯通，通則不痛，而寒氣無有潛藏之地，所謂先誘之而後攻之者也。

苟病家以羊肉太補而疑之，是爲流俗之説所囿，其中蓋有命焉，知幾者即當婉辭而去。

烏頭桂枝湯桂枝湯見《傷寒》 治寒疝腹中痛，逆冷，手足不仁。若身疼痛，灸刺諸藥不能治者，抵當烏頭桂枝湯主之。

烏頭五枚

右一味，以蜜二斤煎減半，去滓，以桂枝湯五合解之，令得一升後，初服五合，不知，即服三合；又不知，復加至五合。其知者如醉狀，得吐者爲中病。

歌曰：腹痛內寒身疼外寒肢不仁，脾主四肢，不仁者，寒盛於中，無陽氣以溫之也。藥攻刺灸治非真，或攻其內，或攻其外，邪氣牽制不服，而可以抵當其病者，惟有本方。桂枝湯照原方煮，蜜煮烏頭合用神。

按：解之者，溶化也。知，效也。如醉狀，外寒方解；得吐者，內寒已伸，故爲中病也。

道光庚辰歲，予大小兒年二十六歲，初病時少腹滿，兩旁相去有六寸遠，結二癰，長三寸，闊二寸，不紅不痛，其氣似相通狀，大便不通，發作寒熱，食少。醫者紛紜不一，或以托裏發散，或用下法，藥多不效。至二三日之後，少腹滿漸高，脹及腹上，及胸脅，逆氣沖及咽喉，藥物飲食不能下咽，氣喘，冷汗出，四肢厥，有一時許竟目直口開。予不得已，用大溫回陽之劑灌之，其初不能下咽，後約進有四分之一，其氣略平些，蘇回。予查其病症，雲夜夜泄精，或有夢，或無夢，泄時知覺，以手捏之，有二三刻久方止，夜夜如是，後驚不敢睡，至雞鳴時亦泄，診其脈弦細芤遲。余思良久，方覺陰寒精自出句，生二癰者，乃陰寒聚結也。治之非大溫大毒之品，不能散陰寒之結；非大補元氣，不能勝陰邪之毒也。後用四逆、白通、理中、建中等湯數服，病症漸漸而差。此足見長沙之法，運用無窮。願後之學者，深思而自得焉可。

附　方

外臺烏頭湯 治寒疝，腹中絞痛，賊風入攻，五臟拘急，不得轉側，發作有時，令人陰縮，手足厥逆。即大烏頭煎。方見上。

外臺柴胡桂枝湯 歌見《傷寒》 治心腹卒中痛者。

柴胡四兩　黄芩一兩半　人參一兩半　半夏二合半　大棗十二枚　生薑三兩　甘草一兩　桂枝一兩半　芍藥一兩半

右九味，以水六升，煮取三升，溫服一升，日三服。

外臺走馬湯 治中惡心痛腹脹，大便不通。

巴豆二枚，去皮心，熬　杏仁二枚

右二味，以綿纏搥令碎，熱湯二合，撚取白汁飲之，當下。老少量之，通治飛屍、鬼擊病。

歌曰：外來異氣傷人多，腹脹心疼走馬搓，巴杏二枚同搗細，沖湯撚汁好驅邪。

受業門人林士雍按：中惡心痛，大便不通，此實邪也。然邪氣雖實，亦以體虛而受也，是故有虛實寒熱之異，不得執一說而定之。仲師附走馬湯者，以巴豆辛溫大毒，除鬼注蠱毒，利水谷道；杏仁甘苦溫，有小毒，入肺經，肺爲天，主皮毛，中惡腹脹滿者，以惡毒不離皮毛口鼻而入，故亦從皮毛高原之處而攻之，以毒攻毒，一鼓而下也。此附治寒實大毒之邪，氣虛者則不可用矣。近世有痧疾病，疑即此也。昔聞之先業師曰：今所謂痧疾者，乃六淫邪毒猛惡厲氣所傷，凡所過之處，血氣爲之凝滯不行，其症或見身痛，心腹脹滿絞痛；或通身青紫，四肢厥冷，指甲色如靛青，口噤，牙關緊閉，不能言語；或心中忙亂，死在旦夕，是邪毒內入矣。宜瀉其毒，或刺尺澤、委中、足十趾，必使絡脈貫通，氣血流行，毒邪自解矣。愚意：輕者用刮痧之法，隨即服紫金錠，或吐或下或汗出，務使經氣流通，毒邪亦解；或吐瀉不止，腹痛肢厥，大汗出，脈微欲絕者，宜用白通湯、通脈四逆湯、四逆湯等，以回陽氣，以化陰邪，庶毒厲之邪漸消。若口不能開者，當從鼻孔中灌之。

《集驗良方》有云：行路之人，路中犯此痧疾者，不得不用刮痧之法。刮後或其人不省者，宜用人尿拌土，將此土環繞臍中，復使同行之人向臍中溺之，使中宮溫，則氣機轉運，血脈流行矣。

大承氣湯歌見《傷寒淺注》　寸口脈浮而大，按之反澀，尺中亦微而澀者，有宿食也。此湯主之。

數而滑者，實也，此有宿食，下之愈，宜此湯。

下利不欲食者，此有宿食，當下之，宜此湯。

瓜蒂散 歌見《傷寒長沙方》 治宿食在上脘，當吐之，宜此散主之。

金匱方歌括卷四

閩　長樂　陳念祖　修園　著
男　蔚　古愚　參訂
　　元犀　靈石　韻注
孫　男　心典　徽庵
　　　　心蘭　芝亭　同校字

五臟風寒積聚方

旋覆花湯　治肝著，其人常欲蹈其胸上，先未苦時，但欲飲熱者主之。

旋覆花三兩　蔥十四莖　新絳少許

右三味，以水三升，煮取一升，頓服。

歌曰：肝著之人欲蹈胸，肝氣著滯反行其氣於肺，所謂橫之病也。胸者肺之位，欲按摩之以通其氣也。熱湯一飲便輕鬆，欲飲熱者，欲著之氣得熱則散。覆花三兩葱十四，新絳通行少許從。旋覆花咸溫下氣，新絳和血，葱葉通陽。新絳，查本草無此名。按《説文》：絳，大赤也。《左都賦》注：絳，草也，可以染色。陶宏景曰：絳，茜草也。

麻仁丸歌見《傷寒》

治趺陽脈浮而濇，浮則胃氣強，濇則小便數，浮濇相搏，大便則堅，其脾爲約，此丸主之。

按：脈浮者陽盛，脈濇者陰傷，脾爲胃行其津液，陰傷則脾無所運矣。又，約者，弱也。脾弱不運，胃中穀食不化，則爲積聚症也。餘義見《傷寒論》，不再贅。

甘薑苓朮湯一名腎著湯

治腎著之病，其人身體重，腰中冷，如坐水中，形如水狀，反不渴，小便自利，飲食如故，病屬下焦，身勞汗出，衣裏冷濕，久久得之，腰以下冷痛，腹重如帶五千錢者，此主之。

甘草　白朮各二兩　乾薑　茯苓各四兩

右四味，以水五升，煮取三升，分溫三服，腰即溫。

歌曰：腰冷溶溶坐水泉，帶脈束於腰間，腎著則腰帶病，故溶溶如坐水中狀。腹中如帶五千錢，朮甘二兩薑苓四，寒濕同驅豈偶然？

尤在涇云：寒濕之邪，不在腎之中臟，而在腎之外腑，故其治不在溫腎以散寒，而在燠土以勝水。若用桂、附，則反傷腎之陰矣。

痰飲咳嗽方

苓桂朮甘湯 歌見《傷寒》

治心下有痰飲，胸脅支滿，目眩者。

次孫男心蘭稟按：心下者，脾之部位也。飲凌於脾，致脾弱不輸，不能制水，則生痰矣，故曰心下有痰飲也。胸乃人身之太空，爲陽氣往來之道路，飲邪彌漫於胸，盈滿於脅，蔽其君陽，溢於支絡，故曰胸脅支滿也。動則水氣蕩漾，其變態無常，或頭旋轉，目冒眩，心動悸諸症，皆隨其所作也。主以苓桂朮甘湯者，以茯苓爲君，蓋以苓者，令也，使治節之令行，而水可從令而下耳；桂枝振心陽以退其群陰，如離照當空，則陰霾全消，而天日復明也；白朮補中土以修其堤岸，使水無泛濫之虞；更以甘草助脾氣轉輸以交上下，庶治節行，心陽振，土氣旺，轉輸速，而水有下行之勢，無上凌之患矣。

腎氣丸歌見婦人雜病　治短氣有微飲，當從小便去之，苓桂朮甘湯主之，此丸亦主之。

次孫男心蘭稟按：微者，不顯之謂也。飲，水也。微飲者，猶陰霾四布，細雨輕飛之狀，阻於胸中，蔽其往來之氣，故曰短氣。有微飲者，謂微飲阻其氣路也。經云：呼出心與肺，吸入肝與腎。若心肺之陽虛，則不能行水化氣，用苓桂朮甘湯振心陽崇土以防禦之，使天日明而陰霾散，則氣化行矣。若腎虛而水泛，則吸引無權，當用腎氣丸補腎行水，使腎氣足，則能通腑而化氣，氣化則水道通矣。餘解見婦人雜病，不再贅。

甘遂半夏湯 治脈伏，其人欲自利，利反快，雖利，心下續堅滿，此爲留飲欲去故也，此主之。

甘遂大者三枚 半夏十二枚，以水一升，煮取半升，去滓 芍藥五枚 甘草如指大一枚，炙

右四味，以水二升，煮取半升，去滓，以蜜半升和藥汁，煎取八合，頓服之。

歌曰：滿從利減續還來，去者自去，續者自續。甘遂三枚芍五枚，十二夏枚指大草，水煎加蜜法雙該。

尤在涇云：雖利，心下續堅滿者，未盡之飲復注心下也。然雖未盡而有欲去之勢，故以甘遂、半夏因其勢而導之。甘遂與甘草相反而同用之者，蓋欲其一戰而留飲盡去，因相激而相成也。芍藥、白蜜，不特安中，抑緩藥毒耳。

十棗湯歌方見《傷寒》　脈沈而弦者，懸飲內痛。病懸飲者，此湯主之。

男元犀按：脈沈主裏，弦主飲，飲水凝結，懸於胸膈之間，致咳引內痛也。懸飲既成，緩必滋蔓，急用十棗直達病所，不嫌其峻。意謂始成而即攻之，使水飲下趨而無結痛之患，所謂毒藥去病者是也；若畏其猛而不敢用，必遷延而成痼疾矣。

大青龍湯歌見《傷寒》。

小青龍湯歌見《傷寒》　治病溢飲者，當發其汗，大青龍湯主之；小青龍湯亦主之。

男元犀按：師云：飲水流行，歸於四肢，當汗而不汗出，身體疼重，謂之溢飲，故病溢飲者，以得汗爲出路。然飲既流溢，亦隨人之臟氣寒熱而化。飲從熱化，故立大青龍湯辛涼發汗以行水；飲從寒化，故立小青龍湯辛溫發汗以利水。二方並列，用者當酌其宜焉。

木防己湯 治膈間支飲，其人喘滿，心下痞堅，面色黧黑，其脈沈緊，得之數十日，醫吐下之不愈，此湯主之。虛者即愈，實者三日復發。復與不愈者，宜此湯去石膏加茯苓芒硝湯主之。

木防己三兩 石膏如雞子大二枚 桂枝二兩 人參四兩

右四味，以水六升，煮取二升，分溫再服。

歌曰：喘滿痞堅面色黧，己三桂二四參施，膏枚二個如雞子，辛苦寒溫各適宜。

男元犀按：防己入手太陰肺，肺主氣，氣化而水自行矣。桂枝入足太陽膀胱，膀胱主水，水行而氣自化矣。二藥並用，辛苦相需，所以行其水氣而散其結氣也，水行結散，則心下痞堅可除矣。然病得數十日之久，又經吐下，可知胃陰傷而虛氣逆。故用人參以生既傷之陰，石膏以鎮虛逆之氣，陰復逆平，則喘滿面黧自愈矣。此方治其本來，救其失誤，面面俱到。

木防己去石膏加茯苓芒硝湯

木防己三兩　桂枝二兩　茯苓　人參各四兩　芒硝三合

右五味，以水六升，煮取二升，去滓，內芒硝，再微煎，分溫再服，微利則愈。

歌曰：四兩苓加不用膏，芒硝三合展奇韜，氣行復聚知爲實，以軟磨堅自不勞。

魏念庭云：前方去石膏加芒硝者，以其邪既散而復聚，則有堅定之物留作包囊，故以堅投堅而不破者，即以軟投堅而必破也。加茯苓者，亦引飲下行之用耳。

澤瀉湯 治心下有支飲，其人苦冒眩者，主之。

澤瀉五兩 白朮二兩

右二味，以水二升，煮取一升，分溫再服。

歌曰：清陽之位飲邪乘，眩冒頻頻苦不勝，澤五爲君朮二兩，補脾制水有奇能。

受業林禮豐按：心者，陽中之陽。頭者，諸陽之會。人之有陽氣，猶天之有日也。天以日而光明，猶人之陽氣會於頭而目能明視也。夫心下有支飲，則飲邪上蒙於心，心陽被遏，不能上會於巔，故有頭冒目眩之病。仲師特下一「苦」字，是水陰之氣蕩漾於內，而冒眩之苦有莫可言傳者，故主以澤瀉湯。蓋澤瀉氣味甘寒，生於水中，得水陰之氣而能利水，一莖直上，能從下而上，同氣相求，領水陰之氣以下走，然猶恐水氣下而復上，故用白朮之甘溫，崇土製水者以堵之，猶治水者之必築堤防也。古聖用方之妙，有如此者。今人反以澤瀉利水伐腎，多服傷目之說疑之。其說創於宋元諸醫，而李時珍、張景岳、李士材、汪訒庵輩和之，貽害至今弗熄。然天下人信李時珍之《本草》者，殆未讀《神農本草經》耶？余先業師《神農本經小注》最詳，願業斯道者，三復之而後可。

厚朴大黃湯　治支飲胸滿者，此湯主之。

厚朴一尺　大黃六兩　枳實四枚

右三味，以水五升，煮取二升，分溫再服。

歌曰：胸爲陽位似天空，支飲填胸滿不通，尺朴爲君調氣分，四枚枳實六黃攻。

元犀按：支飲者，有支派之别也。胸乃陽氣之道路，飲爲陰邪，言胸滿者，乃陰佔陽位，填塞胸中而作滿也。君以厚朴者，味苦性溫，爲氣分之藥，苦降溫開，使陽氣通，則胸中之飲化矣；枳實形圓臭香，香以醒脾，圓主旋轉，故用以爲佐；繼以大黃直決地道，地道通，則飲邪有不順流而下出哉？

又按：小承氣湯是氣藥爲臣，此湯是氣藥爲君，其意以氣行而水亦行，意深矣。三物湯、小承氣湯與此湯藥品俱同，其分兩、主治不同，學者宜細心研究。

葶藶大棗瀉肺湯歌見肺癰　支飲不得息，此主之。

犀按：肺主氣，爲出入之路。師云：支飲不得息者，乃飲邪壅肺，填塞氣路矣。方用葶藶泄肺氣以開之，大棗補脾土以納之，則氣息暢矣。

小半夏湯　治嘔家本渴，渴者爲欲解，今反不渴，心下有支飲故也，此湯主之。

半夏一升　生薑半斤

右二味，以水七升，煮取一升半，分溫再服。

歌曰：嘔家見渴飲當除，飲从嘔去，故渴。不渴應知支飲居，飲能制燥，今以不渴，知心下有支飲。半夏一升薑八兩，源頭探得病根鋤。

男元犀按：《神農本草經》載半夏之功治甚大，仲師各方，無不遵法用之。凡嘔者，必加此味。元明後，誤認爲治痰專藥，遂有用朴硝水浸者；有用皂角水及薑水浸者；有用白芥子和醋浸者；市中用烏梅、甘草、青鹽等製造者，更不堪入藥；近日通用水煮，乘熱以白礬拌曬切片者，皆失其本性，不能安胃止嘔。宜從古法，以湯泡七次，去涎用之，或畏其麻口，以薑汁、甘草水浸透心，洗淨曬乾，再以清水浸三日，每日換水，蒸熟曬乾用之。支飲之症，嘔而不渴者，旁支之飲未盡也。用小半夏湯者，重在生薑散旁支之飲，半夏降逆安胃，合之爲滌飲下行之用。神哉！

己椒藶黃丸 治腹滿，口舌乾燥，此腸間有水氣，此方主之。

防己 椒目 葶藶 大黃各一兩

右四味末之，蜜丸如梧子大，先食飲服一丸，日三服，稍增，口中有津液。渴者，加芒硝半兩。

歌曰：腸中有水口帶乾，水既聚於下，則無復潤於上，後即水飲之入，皆趨於下，不能滋其燥，且以益其滿矣。腹裏爲腸按部觀，腹裏爲大小二腸部位，大腸主津液，今作滿，爲水氣所傷，則津液不能上達於口舌，故乾燥。椒己藶黄皆一兩，蜜丸飲服日三餐。

程氏曰：防己、椒目導飲於前，大黄、葶藶推飲於後，前後分消則腹滿減而水飲行，脾氣轉而津液生矣。與上方互異處，當求其理。

小半夏加茯苓湯　治卒嘔吐，心下痞，膈間有水，眩悸者，主之。

半夏一升　生薑半斤　茯苓四兩

右三味，以水七升，煮取一升五合，分溫再服。

歌曰：嘔吐悸眩痞又呈，四苓升夏八薑烹；膈間有水金針度，澹滲而辛得病情。

男元犀按：水滯於心下則爲痞，水凌於心則眩悸，水阻胸膈，則陰陽升降之機不利，爲嘔吐。方用半夏降逆，生薑利氣，茯苓導水，合之爲滌痰定嘔之良方。

五苓散歌見《傷寒》　治瘦人臍下有悸，吐涎沫而顛眩，此水也，此方主之。

喻嘉言云：水飲下鬱於陰中，挾其陰邪，鼓動於臍則爲悸，上入於胃則吐涎沫，及其鬱極乃發，直上頭目，爲顛爲眩。五苓散利水以發汗，爲分利表裏陰陽之法。

男元犀按：臍下動氣，去朮加桂，仲師理中丸法也。茲何以臍下悸而用白朮乎？不知吐涎沫是水氣盛，必得苦燥之白朮方能制水；顛眩是土中濕氣化爲陰霾上彌清竅，必得溫燥之白朮方能勝濕。證有兼見，法須變通。

附方

外臺茯苓飲　治心胸中有停痰宿水，自吐出水後，心胸間虛，氣滿不能食，消痰氣，令能食。

茯苓　人參　白朮各三兩　枳實二兩　橘皮二兩半　生薑四兩

右六味，以水六升，煮取一升八合，分溫三服，如人行八九里，通作一服進之。

歌曰：中虛不運聚成痰，枳二兩參苓朮各三，薑四橘皮二兩半，補虛消滿此中探。

男元犀按：人參乃水飲症之大忌，此方反用之，蓋因自吐出水後，虛氣作滿，脾弱不運而設也。方中人參補脾氣，白朮健胃氣，生薑溫中散寒氣，茯苓降水氣，橘皮、枳實化痰運參朮，徐徐斡旋於中，以成其補虛消食散滿之妙用。此方施於病後調養則可，若痰飲未散者，切不可用。

十棗湯歌見《傷寒》　咳家其脈弦，爲有水，此主之。

支飲家，咳煩，胸中痛者，不卒死，至一百日或一歲，宜此湯主之。

男蔚按：凡人將咳之頃，喉間似哽非哽，似癢非癢，若有若無者，皆飲氣乾之也。飲氣一乾，則咳嗽作矣。除癆傷、積損，脈極虚、極細者別有治法。若咳而脈弦，皆爲水飲，皆宜十棗湯攻之。若診得弦脈，畏不敢用，其飲動肺則咳，動心則煩，搏擊陽氣則胸痛，即到一百日一歲之久，亦以此方爲背城之借，然亦危矣。此言治法當如是也，非謂必用其方，以致敗名取怨。

喻云：咳嗽必因於痰飲，而五飲之中，獨膈上支飲最爲咳嗽根底。外邪入而合之固嗽，即無外邪，而支飲漬入肺中，自令人咳嗽不已，况支飲久蓄膈上，其下焦之氣逆沖而上者，尤易上下合邪也。夫以支飲之故，而令外邪可內，下邪可上，不去支飲，其咳終無愈期矣。去支飲，用十棗湯，不嫌其峻。豈但受病之初，即蓄病已久，亦不能捨此而別求良法。

小青龍湯 歌見《傷寒》 咳逆倚息不得臥，此方主之。

元犀按：十棗湯專主內飲而不及外邪，此方散外邪，滌內飲，爲內外合邪之的方也。以下五方，皆本此方爲加減。

桂苓五味甘草湯 治青龍湯下已，多唾口燥，寸脈沈，尺脈微，手足厥逆，氣從少腹上沖胸咽，手足痹，其面翕熱如醉狀，因復下流陰股，小便難，時復冒者，與此湯，治其氣沖。按：脈沈微，支厥痹，面如醉，氣沖時復冒，似少陰陰陽不交之症，學者可於臨症時參辨之則可。

桂枝　茯苓各四兩　五味半升　甘草三兩，炙

右四味，以水八升，煮取三升，去滓，分溫三服。

歌曰：青龍卻礙腎元虧，腎元虧而誤服之，則動沖任之火，致變爲已下諸證。上逆下流又冒時，氣從少腹上沖胸咽，或面熱如醉，或熱氣流於兩股，或小便難而昏冒，忽上忽下，在陽無主，如電光之閃爍無定。味用半升苓桂四，甘三扶土鎮沖宜。

男元犀按：仲師五味子必與乾薑同用，獨此方不用者，以誤服青龍之

後沖氣大動，取其静以制動，故暫停不用也。尤云：苓、桂能抑沖氣使之下行，然逆氣非斂不降，故以五味之酸斂其氣，土厚則陰火自伏，故以甘草之甘補其中也。

桂苓五味甘草去桂加薑辛湯

治服前藥沖氣即低，而反更咳、胸滿者，此湯主之。

茯苓四兩　甘草　乾薑　細辛各三兩　五味子半升

右五味，以水八升，煮取三升，去滓，温服半升，日三服。

歌曰：沖氣低時得桂苓之力而低。咳寒飲漬肺則咳滿寒飲貯胸則滿頻，前方去桂益薑辛；兩次用桂而邪不服，以桂能去陽分凝滯之寒，不能驅臟腑沈匿之寒，必得乾薑、細辛大辛大熱，方能泄胸中之滿而止咳也。薑辛三兩依原法，原法通微便出新。

苓甘五味薑辛半夏湯

治服前藥咳滿即止，而更復渴，沖氣復發者，以細辛、乾薑爲熱藥也。服之當遂渴，而渴反止者，爲支飲也。支飲者，法當冒，冒者必嘔，嘔者復內半夏，以去其水。

茯苓四兩　甘草　細辛　乾薑各三兩　半夏　五味各半升

右六味，以水八升，煮取三升，去滓，溫服半升，日三服。

歌曰：咳滿平時咳滿之病，薑辛而除。得渴又加，旋而不渴飲餘邪，渴者，以辛薑之熱動之也；渴反止者，有餘飲以制燥也。飲去則渴，飲來則不渴而冒嘔。冒而必嘔半升夏，增入前方效可誇。

男元犀按：前言氣沖，是真陽上奔，必用桂、苓招納之；此言氣沖，是熱藥鼓之，只用半夏以降逆則愈。且冒而嘔，半夏爲止嘔之神藥也。一本去甘草，恐甘而助嘔也。

苓甘五味薑辛半夏杏仁湯　治服前藥水去嘔止，其人形腫者，肺氣不行也。加杏仁主之。其症應內麻黃，以其人遂痹，故不內之。若逆而內之者，必厥，所以然者，以其人血虛，麻黃發其陽故也。

茯苓四兩　甘草　乾薑　細辛各三兩　五味　半夏　杏仁各半升

右七味，以水一斗，煮取三升，去滓，溫服半升，日三服。

歌曰：咳輕嘔止腫新增，面腫須知肺氣凝，前劑杏加半升煮，可知一味亦規繩。

男元犀按：形氣，肺也。肺主皮毛，爲治節之官。形腫者，肺氣不行，凝聚不通故也。加杏仁者，取其苦泄辛開，內通肺氣，外散水氣。麻黄亦肺家之藥，何以不用？慮其發越陽氣而重傷津液也。

苓甘五味薑辛夏杏大黄湯　治面熱如醉，此爲胃熱上沖熏其面，以前方加大黄以利之。

茯苓四兩　甘草　乾薑　細辛各三兩　五味　半夏　杏仁各半升　大黄三兩

右八味，以水一斗，煮取三升，去滓，溫服半升，日三服。

歌曰：面熱如醉火邪殃，胃熱上沖熏其面。前劑仍增三兩黄，驅飲辛溫藥一派，别能攻熱制陽光。

男元犀按：與沖氣上逆、發熱如醉者不同，彼因下焦陰中之陽虚，此不過肺氣不利，滯於外而形腫，滯於内而胃熱，但以杏仁利其胸中之氣，大黄泄其胃中之熱，則病愈矣。從咳逆倚息起至此，六方五變爲結局，學者當留心細認。

徐忠可云：已上數方，俱不去薑、辛，即面熱如醉亦不去，何也？蓋以二味最能泄滿止咳，凡飲邪未去，須以二味刻刻預防也。按：孫真人最得此秘，觀麥門冬湯、五味子湯、補肺湯可見，余於此湯，凡桑白皮、阿膠、天冬、麥冬、茯苓、龍骨、牡蠣之類，隨證加入，其效無比。

小半夏加茯苓湯見上

先渴後嘔，爲水停心下，此屬飲家，此湯主之。

犀在直趨庭聞訓曰：此一節與上文似不相屬，而不知先生治咳，著眼在「水飲」二字，故於完篇之後，隨口逗出，此言外之提撕也。今試暢發其義。蓋飲，水邪也，其本起於足太陽、足少陰二經，以二經爲水之專司也。然太陽之水爲表水，膚腠不宣水氣，以致壅塞而爲飲，則以小青龍發之。發之不能盡者，當從太陽之裏而疏瀹之，十棗湯是也。少陰之水爲里水，下焦有寒，不能制伏本水，以致逆行而爲飲，則以真武湯鎮之。鎮之而不盡服者，當從少陰之表而化導之，苓桂朮甘湯是也。更進一步，從中土以提防之，從高原而利導之。熟則生巧，不能以楮墨傳也。近時喜用滑套之方，以六安煎、金沸草湯居於青龍之上，濟生腎氣丸、七味地黄丸駕乎真武之前，大體不礙者，吾亦姑如其說，究竟不如先生之原方效如桴鼓也。

消渴小便不利淋病方

腎氣丸歌見婦人雜病　治男子消渴，小便反多，以飲一斗，小便亦一斗，此丸主之。

尤在涇云：水液屬陰，非氣不至。氣雖屬陽，中實含水，水與氣非一亦非二也。方中若無桂、附，何以振作腎中頹落之陽，游溢精氣，上輸脾肺邪？

五苓散歌見上　治脈浮，小便不利，微熱消渴者，宜利小便發汗。又治渴欲飲水，水入則吐者，名曰水逆。

尤在涇云：熱渴飲水，水入不能已其熱，熱亦不能消其水，水與熱結，熱浮水外，故小便不利，微熱消渴。此利其與熱俱結之水，去其水外浮溢之熱，熱除水去，渴當自止。又熱已消而水不行，則逆而成嘔，乃消渴之變證，故水逆亦主之。

文蛤散 歌見《傷寒》 治渴欲飲水不止者，此散主之。

男元犀按：與《傷寒論》文蛤散症不同。《傷寒論》云：肉上粟起，反不渴者，水寒浸肺，湧於外，遏於上，其熱被卻不得出也。文蛤入肺，降肺氣，除濕熱，利小便，取其以殼治殼之義也。本節云：渴欲飲水不止者，上無水濕遏鬱，中有燥熱上焚，脾乾胃燥，不能生津滋渴，飲水不止者，燥甚也。水性輕和，不能生津潤燥，文蛤則味咸寒，能育陰潤燥，灑除熱氣，下出小便，燥熱除，陰液長，而渴飲平矣。

瓜蔞瞿麥丸 治小便不利者，有水氣，其人若渴者，宜之。

薯蕷 茯苓各三兩 瓜蔞根二兩 附子一枚，炮 瞿麥一兩右五味末之，煉蜜丸如梧子大，飲服二丸，日三服。不知，增至七八丸，以小便利，腹中溫爲知。

歌曰：小便不利渴斯成，水氣留中液不生，下焦火衰，中焦土弱，水氣存於中，阻其上下之津液不行。三兩蕷苓瞿一兩，一枚附子二蔞行。

男元犀按：《內經》云：膀胱者，州都之官，津液存焉，氣化則能出矣。余於氣化能出之義，而借觀之燒酒法，益恍然悟矣，酒由氣化，端賴鍋下之火力，方中附子補下焦之火，即其義也；酒釀成之水穀，收於鍋內而蒸之，其器具亦須完固，方中茯苓、薯蕷補中焦之土，即其義也；鍋下雖要加薪，而其上亦要頻換涼水，取涼水之氣，助其清肅以下行，則源源不竭，方中瓜蔞根清上焦之熱，即其義也。至於出酒之竅道，雖云末所當後，亦須去其積垢而通達，方中瞿麥一味專通水道，清其源而並治其流也。方後自注「腹中溫」三字，大有深義。

蒲灰散　小便不利者，此散主之；滑石白魚散、茯苓戎鹽湯並主之。

蒲灰半分　滑石三分

右三味，杵爲散，飲服方寸匕，日三服。

歌曰：小便不利用蒲灰，平淡無奇理備該，半分蒲灰三分滑，能除濕熱莫疑猜。

滑石白魚散　滑石　亂發燒　白魚各二分

右三味，杵爲散，飲服方寸匕，日三服。

歌曰：滑石餘灰亂發用火燒，名血餘炭。與白魚，專司血分莫躊躇，藥皆平等擂調飲，水自長流不用疏。

茯苓戎鹽湯　茯苓半斤　白朮二兩　戎鹽彈子大一枚

右三味，先將茯苓、白朮煎成，入戎鹽再煎，分溫三服。

歌曰：一枚彈大取戎鹽，茯苓半斤火自潛，更有白朮二兩佐，源流不滯自濡霑。

尤在涇云：蒲，香蒲也。寧原云：香蒲去濕熱，利小便，合滑石爲清利小便之正法也。《別録》云：白魚開胃下氣，去水氣，血餘療轉胞，小便不通，合滑石爲滋陰益氣，以利其小便者也。《綱目》：戎鹽即青鹽，咸寒入腎，以潤下之性而就滲利之職，爲驅除陰分水濕之法也。仲師不詳見證，而並出三方，以聽人之隨證審用，殆所謂引而不發者歟。

按：蒲灰散主濕熱氣分，滑石白魚散主血分，茯苓戎鹽湯入腎除陰火。二散可療外瘡，多效。

白虎加人參湯歌見《傷寒》　治渴欲飲水，口乾燥者，主之。

男元犀按：小便不利者，水病也。天水一氣，金爲水母，金氣不行，則水道不通。曰渴欲飲水，口乾燥者，火甚燥金，水源將竭也。治求其本，故用白虎加人參湯潤燥金，補水源，使天氣降而水氣行，則渴燥自止矣。

豬苓湯 歌見《傷寒》 治脈浮，發熱，渴欲飲水，小便不利者，宜之。

男元犀按：此與五苓散症迥別。五苓散主脾不轉輸而水停，故發汗利水，爲兩解表裏法；此則胃熱甚而津液乾，故以清熱而滋燥，用育陰利水法，二者只差一粟，學者自當細察焉。

水氣病方

越婢加朮湯 即越婢湯加白朮四兩。方見下 治裏水，一身面目黄腫，其脈沈，小便不利，故令病水。假令小便自利，此亡津液，故令渴，此湯主之。

歌曰：裏水脈沈面目黄，水風相搏濕爲殃，專需越婢平風水，四兩朮司去濕良。

男元犀按：水被熱蓄，氣爲濕滯，致外不得通陽而作汗，内不能運氣而利水，故令病水。云：假令小便自利三句，疑非裏水病也。越婢湯發肌表之邪，以清内蓄之熱，加白朮運中土，除濕氣，利其小便，此分消表裏法也。或云：越婢散肌表之水，加白朮止渴生津也。按：豈有小便自利亡津液而作渴者，仍用此湯，不顧慮其重傷津液乎？

防己黄芪湯歌見濕病中

治風水，脈浮身重，汗出惡風者，此湯主之。

男元犀按：惡風者，風傷肌腠也。身重者，濕傷經絡也。脈浮者，病在表也。何以不用桂枝、麻黄以發表祛風，而用防己、黄芪以補虚行水乎？

蓋以汗出爲腠理之虛，身重爲土虛濕勝，故用黄芪以走表塞空；棗、草、白朮以補土勝濕；生薑辛以去風，溫以行水；重用防己之走而不守者，領諸藥環轉於週身，使上行下出，外通內達，迅掃而無餘矣。

越婢湯 治風水惡風，一身悉腫，脈浮不渴，續自汗出，無大熱，此湯主之。

麻黄六兩 石膏半斤 生薑三兩 甘草二兩 大棗十二枚

右五味，以水六升，先煮麻黄，去上沫，內諸藥，煮取三升，分溫三服。惡風加附子一枚；風水加朮四兩。

歌曰：一身悉腫屬風多，水爲風翻湧巨波；二草三薑十二棗，石膏八兩六麻和。

男元犀按：惡風者，風也。一身悉腫者，水也。脈浮者，風發也。風爲陽邪，風動則水火戰而浪湧矣，湧於上則不渴，湧於外則續自汗出。云無大熱者，熱被水蔽，不得外越，内已醖釀而成大熱矣。前章云身重，爲濕多；此章云一身悉腫，爲風多。風多氣多熱亦多，係屬猛風，故君以石膏重鎮之品，能平息風浪以退熱，引麻黄直越其至陰之邪，協生薑散肌表之水，一物而兩握其要也。又以棗、草安中養正，不慮其過散傷液，所以圖萬全也。

防己茯苓湯　治皮水，四肢腫，水氣在皮膚中，四肢聶聶動者，此湯主之。

防己　黄芪　桂枝各三兩　茯苓六兩　甘草二兩

右五味，以水六升，煮取二升，分溫三服。

歌曰：四肢聶聶動無休，皮水情形以此求，己桂芪三草二兩，茯苓六兩砥中流。

徐忠可云：藥亦同防己黄芪湯，但去朮加桂、苓者，風水之濕在經絡，近内；皮水之濕在皮膚，近外。故但以苓協桂，滲週身之濕，而不以朮燥其中氣也。不用薑、棗者，濕不在上焦之營衛，無取乎宣之也。

越婢加朮湯 歌見上

裏水病，此湯主之；甘草麻黄湯亦主之。

男元犀按：風水、皮水之外，有正水而兼色黄，名裏水。裏水雖無發汗之法，而邪盛正不衰者，亦必藉麻黄之力深入其中，透出於外，以收捷效。今色黄，是濕熱相雜於内，宜此湯。如寒氣凝結於内，宜甘草麻黄湯。

甘草麻黄湯 甘草二兩　麻黄四兩

右二味，水五升，先煮麻黄，去上沫，内甘草，煮取三升，温服一升，重覆汗出，不汗，再服。慎風寒。

歌曰：裹水原來自內生，一身面目腫黃呈，甘須二兩麻黃四，氣到二藥上宣肺氣，中助土氣，外行水氣。因知水自行。

蔚按：麻黃發汗最捷。徐靈胎謂其無氣無味，不專一經，而實無經不到。蓋以出入於空虛之地，凡有形之氣血，不得而禦之也。

麻黃附子湯 歌見《傷寒》

杏子湯 闕　徐、尤云：疑是麻杏甘石湯

水之爲病，其脈沈小，屬少陰，浮者爲風，無水虛脹者爲氣。水，發其汗即已。脈沈者，宜麻黃附子湯；浮者，宜杏子湯。

客問曰：《金匱》水氣篇，杏子湯方闕，諸家注說疑爲麻杏甘石湯，不知是否？犀答曰：非也。麻杏甘石湯，《傷寒論》治發汗後汗出而喘，主陽盛於內也。本節云：水之爲病，發其汗即已。未云熱之爲病自汗出也。蓋麻杏甘石湯治內蘊化熱自汗出之症，此水之爲病，發其汗爲宜，則麻杏甘

石湯不可用矣。客又曰：何以知杏子湯方，用麻黄而不用石膏乎？余答曰：師云：水病，發其汗即已。故知其必用麻黄，而不用石膏矣。夫以石膏質重，寒涼之性能除裹熱，清肺胃，同麻黄、杏仁降逆鎮喘，外則旋轉於皮毛，用之退熱止汗則可，用之發表驅寒則不可耳。然則此篇師言脈沈小屬少陰，用附子溫經散寒，主石水之病，即可知脈浮屬太陽，用杏子啟太陰之氣，主正水之病，爲變其脈症言之也。恐石膏之凝寒，大有關於脾腎，故不可用焉。高明如徐忠可及二張二程，俱疑爲麻杏甘石湯。甚矣！讀書之難也。而余以爲其即麻黄、杏仁、甘草三味，不知是否？以俟後之學者，客悅而去。

蒲灰散 歌見消渴

治厥而爲皮水者，此主之。

按：皮水久而致潰，爲逆而不順之證，以此散外敷之。此厥字言證之逆，非四肢厥逆之謂也。諸家多誤解。

黄芪芍藥桂枝苦酒湯　治黄汗病，身體腫，發熱，汗出而渴，狀如風水，汗沾衣，色正黄如柏汁，脈自沈，從何得之？以汗出入水中浴，水從汗孔入得之，此湯主之。

黄芪五兩　芍藥　桂枝各三兩

右三味，以苦酒一升、水七升相合，煮取三升，温服一升，當心煩，服至六七日乃解。若心煩不止者，以苦酒故也。

歌曰：黄汗脈沈出汗黄，水傷心火鬱成殃，師云：汗出入水中浴，水氣從汗孔入而傷其心，故水火相侵而色黄，水氣搏結而脈沈也。黄芪五兩推方主，桂芍均三苦酒勷。止汗太急，故心煩也，至六七日乃解者，正復而邪自退也。

男元犀按：桂枝行陽，芍藥益陰，黄芪氣味輕清，外皮最厚，故其達於皮膚最捷，今煮以苦酒，則直協苦酒之酸以止汗，但汗出於心，止之太急，反見心煩，至六七日，正復邪退，煩必自止。而不止者，以苦酒阻其餘邪未盡故也。

又按：凡看書宜活看，此證亦有從酒後汗出當風所致者，雖無外水，而所出之汗，是亦水也。凡脾胃受濕，濕久生熱，濕熱交蒸而成黃，皆可以汗出入水浴之意悟之也。

桂枝加黃芪湯 黃汗之病，兩脛自冷。假令發熱，此屬歷節。食已汗出，又身常暮盜汗出者，此榮氣也。若汗出已，反發熱者，久久其身必甲錯。發熱不止者，必生惡瘡。若身重，汗出已輒輕者，久久必身瞤，瞤即胸中痛，又從腰以上汗出，下無汗，腰髖弛痛，如有物在皮中狀，劇者不能食，身疼重，煩躁，小便不利，此爲黃汗，桂枝加黃芪湯主之。

桂枝　芍藥　生薑各三兩　甘草　黃芪各二兩　大棗十二枚

右六味，以水八升，煮取三升，溫服一升，須臾啜熱稀粥一升餘，以助藥力，溫覆，取微汗。若不汗，更服。

歌曰：黃汗都由鬱熱來，歷詳變態費心裁，桂枝原劑芪加二，啜粥重溫令鬱久鬱變證，從汗而達。開。

男元犀按：黃本於鬱熱，得汗不能透徹，則鬱熱不能外達。桂枝湯雖調和營衛，啜粥可令作汗，然恐其力量不及，故又加黃芪以助之。黃芪善走皮膚，故前方得苦酒之酸而能收，此方得薑、桂之辛而能發也。前方止汗，是治黃汗之正病法；此方令微汗，是治黃汗之變證法。

桂甘薑棗麻辛附子湯　治氣分，心下堅，大如盤，邊如旋杯，此湯主之。

桂枝　生薑各三兩　細辛　甘草　麻黃各二兩　附子一枚，炮　大棗十二枚

右七味，以水七升，先煮麻黃，去上沫，內諸藥，煮取二升，分溫三服，當汗出，如蟲行皮中，即愈。

歌曰：心下如盤邊若杯，如旋杯。辛甘麻二附全枚，薑桂三兩棗十二，氣分須從氣轉回。大氣一轉，結氣乃散。

參：此證是心腎交病，上不能降，下不能升，日積月纍，如鐵石難破。方中用麻黄、桂枝、生薑以攻其上，附子、細辛以攻其下，甘草、大棗補中焦以運其氣。庶上下之氣交通，而病可愈，所謂大氣一轉，其結乃散也。

枳术湯 治心下堅，大如盤，邊如旋杯，水飲所作，此湯主之。

枳實七枚 白朮二兩

右二味，以水五升，煮取三升，分溫三服，腹中軟即當散也。

歌曰：心下如盤大又堅，邪之結聚散驗其邊，朮宜二兩枳枚七，苦泄轉療水飲愆。

蔚按：言水飲，所以別於氣分也。氣無形，以辛甘散之；水有形，以苦泄之。方中取白朮之溫以健運，枳實之寒以消導，意深哉。

此方與上方互服，亦是巧法。

附方

外臺防己黃芪湯方見風濕

治風水，脈浮爲在表，其人或頭汗出，表無他病，病者但下重，從腰以上爲和，以下當腫及陰，難以屈伸。

金匱方歌括卷五

閩　長樂　陳念祖　修園　著

男　蔚　古愚　參訂
　　元犀　靈石　韻注

孫　男　心典　徽庵
　　　　心蘭　芝亭　同校字

黄疸病方

茵陳蒿湯歌見《傷寒》

治穀疸，寒熱不食，食即頭眩，心胸不安，久久發黄，此湯主之。

男元犀按：太陰，濕土也；陽明，燥土也。經云：穀入於胃，游溢精氣，其上輸下轉，藉脾氣之能也。穀疸者，食穀入胃，脾氣不輸，濕與熱並，久則熏蒸成黄，黄成則榮衛流行之機爲之阻而不利，故有寒熱不食之病。經云：食入於陰，長氣於陽。食則頭眩，心胸不安者，穀入於胃，挾濁氣以上乾也。主以茵陳蒿湯者，茵陳稟冬令寒水之氣，寒能勝熱；佐以梔子味苦瀉火，色黄入胃；挾大黄以滌胃腸之鬱熱，使之屈曲下行，則穀疸之邪悉從二便而解矣。

硝石礬石散　治黄家日晡所發熱，而反惡寒，此爲女勞得之。膀胱急，少腹滿，身盡黄，額上黑，足下熱，因作黑疸，其腹脹如水狀，大便必黑，時溏，此女勞之病，非水病也。腹滿者難治，此散主之。

硝石熬黄　礬石燒，等分

右二味爲散，大麥粥汁和，服方寸匕，日三服。病隨大小便去，小便正黄，大便正黑，是其候也。

歌曰：身黄額黑漸及一身之黄俱黑足如烘，腹脹如水狀，便溏便溏而色黑晡熱叢，日晡熱，以申屬膀胱，酉屬腎也。等分礬硝和麥汁，女勞疸病奪天工。

徐忠可云：硝能散虚鬱之熱，爲體輕脱，而寒不傷脾；礬能卻水，而所到之處邪不復侵，如紙既礬，即不受水滲也。以大麥粥調服，益土以勝水，合而用之，則散鬱熱，解腎毒。其與氣血陰陽、汗下補瀉等法，毫不相涉，所以爲佳。

梔子大黄湯 治酒疸，心中懊憹，或熱痛者，此湯主之。

梔子十四枚 大黄二兩 枳實五枚 豉一升

右四味，以水六升，煮取二升，分温三服。

歌曰：酒疸懊憹鬱熱蒸，大黄二兩豉盈升，梔子十四枳枚五，上下分消要順承。

元犀按：梔子、豆豉徹熱於上，枳實、大黄除實去滿於下，此所謂上下分消，順承熱氣也。

徐忠云：因酒徒陰分大傷，故不用燥藥以耗其津，亦不用滲藥以竭其液，謂熱散則濕不能留也。凡治濕熱而兼燥者，於此可悟。

桂枝加黄芪湯歌見水氣病中　治黄疸病，但當利其小便。假令脈浮者，當以汗解之，宜此湯。

男元犀按：黄疸症多由濕熱内鬱而成，爲病在内也。鬱在内者，宜内解，故曰當利其小便，小便通則所鬱皆去矣。假令脈浮者，病在肌表也，當外解，故曰當以汗解之。桂枝湯解肌發表，加黄芪助之，以黄芪有發汗退黄之專長也。

豬膏髮煎　治諸黄疸病。

豬膏半斤　亂髮如雞子大三枚

右二味，和膏中煎之，髮消藥成，分再服，病從小便出。《千金》云：太醫校尉史脫家婢黃病服此，胃中燥糞下便差，神驗。

歌曰：諸黃腹鼓大便堅，古有豬膏八兩傳，亂髮三枚雞子大，髮消藥熟始停煎。

男元犀按：豬膏主潤燥，髮灰主通小便。故《神農本草經》有自還神化句最妙，謂髮爲血餘，乃水精奉心化血所生。今取以煉服，仍能入至陰之臟，助水精以上奉心臟之神，以化其血也。沈自南謂寒濕入於血分，久而生熱，鬱蒸氣血不利，證顯津枯血燥，皮膚黃而暗晦，即爲陰黃，當以此治之。且熱鬱既久，陰血無有不傷，治者皆宜兼滋其陰，故曰諸黃主之。

又按：時醫惑於以人補人之說，每遇虛證，輒以紫河車配藥。余幼時隨侍，聞家君與客常談及紫河車一物。曰：某也服此，今反肌肉羸瘦；某也服此，病反增劇。吾行道數十年，見有用紫河車者，未嘗一效。余默識之。今省中行道輩，遇病人家有餘貲或病證虛弱火熾等證，即曰：非紫河車不能成功也。嗚呼！是醫也而能活人乎？是藥也而能活人乎？

茵陳五苓散　治黄疸病。

茵陳十分　五苓散五分

右二味和，先食飲服方寸匕，日三服。

歌曰：疸病傳來兩解方，表裏兩解。茵陳末入五苓嘗，五苓五分專行水，十分茵陳卻退黄。

男元犀按：五苓散功專發汗利水，助脾轉輸；茵陳蒿功專治濕退黄，合五苓散爲解鬱利濕之用也。蓋黄疸病由濕熱瘀鬱，熏蒸成黄，非茵陳蒿推陳致新，不足以除熱退黄；非五苓散轉輸利濕，不足以發汗行水。二者之用，取其表裏兩解，爲治黃之良劑也。

大黃硝石汤 治黃疸腹滿，小便不利而赤，自汗出，此爲表和裏實，當下之，宜此湯。

大黃　黃柏　硝石各四兩　梔子十五枚

右四味，以水六升，煮取二升，去滓，内硝更煮，取一升，頓服。

歌曰：自汗表無邪也屎難大便難腹滿時，表和裏實貴隨宜，硝黃四兩柏同數，十五枚梔任指麾。

男元犀按：黃疸病濕熱交鬱，不得外通，今自汗出者，外已通也。腹滿、小便不利而赤者，濕熱仍實於裏也。實者當下，故用大黃除滿去實，硝石領熱氣下趨二便，又以黃柏除濕退黃，梔子散熱解鬱。濕熱散，二便調，則裏氣亦和矣。

小半夏湯歌見痰飲　治黃疸病，小便色不變，欲自利，腹滿而喘，不可除熱，熱除必噦。噦者，此湯主之。

元犀按：《傷寒論》云：瘀熱在裏，身必發黃。此雲小便色不變，欲自利者，可知内無瘀熱矣。蓋喘滿屬中氣虛弱，故曰不可除熱。師恐後人誤投寒劑傷中，故立小半夏湯以救誤治也。用半夏和胃以鎮逆，生薑溫理中臟，中溫則升降自如，而喘滿嘔逆自愈。

又按：若中虛發黃者，余每用理中湯、真武湯等加茵陳蒿，多效。

小柴胡湯歌見《傷寒》　治諸黃腹痛而嘔者，宜此湯主之。

男元犀按：嘔者，胃氣不和也。腹痛者，木邪犯胃也。小柴胡湯達木鬱，和胃氣，使中樞運，則嘔痛止而黃退矣。非小柴胡湯可概治諸黃也。

小建中湯歌見《傷寒》　治男子黃，小便自利，當與虛勞小建中湯。

男蔚按：此言土虛而現出黄色也。虛極者，宜補土之母，四逆輩可與間服。然單言男子，謂婦人血瘀發黄，尚有桃仁承氣湯法也。苟屬虛黄，亦宜以此湯加當歸、益母葉之類也。

附方

瓜蒂散 歌見《傷寒》 治諸黄。

男元犀按：瓜蒂散《傷寒論》三見，俱主胸中之病。《金匱》取之附治諸黄，何也？蓋黄乃濕熱相並，鬱蒸不得外越，用瓜蒂散吐而越之，使上膈開而下竅達，濕熱之邪自有出路矣，故曰治諸黄。

千金麻黄醇酒湯 治黄疸。

麻黄三兩

右一味，以美酒五升，煮取二升半，頓服盡。冬月用酒，春日用水煮之。

歌曰：黄疸病由鬱熱成，驅邪解表仗雄兵，五升酒煮麻三兩，春換水兮去酒烹。

男元犀按：麻黄輕清走表，乃氣分之藥，主無汗表實症。黄疸病不離濕熱之邪，用麻黄醇酒湯者，以黄在肌表榮衛之間，非麻黄不能走肌表，非美酒不能通榮衛，故用酒煮以助麻黄發汗，汗出則榮衛通，而內蘊之邪悉從外解耳。

驚悸吐衄下血方

桂枝去芍藥加蜀漆牡蠣龍骨救逆湯歌見《傷寒》

治火邪者，此湯主之。

孫男心典稟按：舉火邪冠於方首，示人治血先治火也，又恐治火專主寒滯之品，故拈出此方不寒不滯以立榜樣，意深哉！《傷寒論》註解甚詳，不必再釋。

半夏麻黃丸　治心下悸者，此丸主之。

半夏　麻黃各等分

右二味末之，煉蜜爲丸小豆大，飲服三丸，日三服。

歌曰：心下悸都緣飲氣維，夏麻等分蜜丸醫，一升一降存其意，神化原來不可知。

尤在涇云：半夏蠲飲氣，麻黃發陽氣，妙在作丸與服，緩以圖之。則麻黃之辛甘，不能發越津氣，而但能升引陽氣；即半夏之苦辛，亦不特蠲除飲氣，而並和養中氣。非仲景神明善變者，其孰能與於此哉？

柏葉湯　治吐血不止者，此湯主之。

柏葉　乾薑各三兩　艾三把

右三味，以水五升，取馬通汁一升合煮，取一升，分溫再服。

《千金》加阿膠三兩，亦佳。

歌曰：吐血頻頻不肯休，久吐不止，凡一切寒溫補瀉之藥，服之殆盡矣。馬通升許溯源流，熱氣伏藏於陰分，逼血妄行不止。馬屬火，取其通之同氣以導之。乾薑三兩艾三把，二味溫散，宣發其熱使行陽分，則陰分之血無所逼而守其經矣。柏葉行陰三兩求。柏葉抑之使降，合馬通導之使下，則餘燼之瘀一概蠲矣。

前方歌括之小注頗詳，毋庸再釋。但愚每用前方，病家皆驚疑不能聽。今擬加減法，用生側柏五錢，乾薑炮透一錢五分，生艾葉三錢，水一杯半，馬通一杯，煎八分服。如無馬通，以童便代之。

馬糞用水化開，以布濾汁澄清，爲馬通水。

黃土湯　治下血，先便後血，此遠血也。亦主吐衄。

甘草　乾地黄　白朮　附子炮　阿膠　黄芩各三兩　灶中黄土半斤

右七味，水八升，煮取三升，分溫二服

歌曰：遠血先便血續來，半斤黄土莫徘徊，朮膠附地芩甘草，三兩同行血證該。不僅治下血，而吐血、衄血與婦人血崩等證俱該在內。

王晉三云：《金匱》以下血，先血後便爲近血，明指脾絡受傷，日滲腸間，瘀積於下，故大便未行而血先下，主之以赤小豆利水散瘀，當歸和脾止血。若先便後血爲遠血，明指肝經別絡之血，因脾虛陽陷生濕，血亦就濕而下行，主之以灶心黄土，溫燥而去寒濕，佐以生地、阿膠、黄芩入肝以治血熱，白朮、甘草、附子扶陽補脾以治本虛。近血內瘀，專力清利；遠血因虛，故兼溫補。治出天淵，須明辨。

按：此方以灶心黄土易赤石脂一斤，附子易炮乾薑二兩，炮紫更妙；

或加側柏葉四兩；絡熱，加鮮竹茹半斤。

赤小豆散歌見狐惑　治下血先血後便，此近血也，此主之。

男元犀按：肝爲血海，氣通胞中，主宣佈之權，虛則失其權矣。曰先血後便者，肝失其統，不能下宣，致胞中之血滲入肛門也。近血者，胃接二腸，胞與腸前後，此之最近也。若胃腸受濕熱，致傷其氣，必通於胞中而迫血妄行。赤小豆入心，清熱解臟毒；當歸入肝，補虛散鬱，能宣其血入於經隧也。

瀉心湯　治心氣不足，吐血衄血者，此湯主之。

大黃二兩　黃連　黃芩各一兩

右三味，以水三升。煮取一升，頓服之。

歌曰：火熱上攻心氣傷，即云心氣不足。清濁二道血洋洋，火逼血從濁道出則爲吐，血從清道出則爲衄血。大黄二兩芩連一，釜下抽薪請細詳。

蔚按：火邪盛而迫血，則錯經妄行。血爲心液，血傷無以養心，致心陰之氣不足也。故曰心氣不足，非心陽之氣不足也。用芩、連苦寒之品，入心清火以培心氣；大黄去瘀生新，此一補一瀉之法也。

嘔吐噦下利方

吴茱萸湯 歌見《傷寒》 治嘔而胸滿者。

又主乾嘔、吐涎沫、頭痛者。

受業林禮豐按：胸爲陽位，曠若太空。嘔而胸滿者，陰邪佔據陽位也，故重用生薑、吴萸之大辛大溫，以通胸中之陽，以破陰霾之氣；佐以人參、大棗之一陰一陽，以建脾胃之氣，以鎮逆上之陰，使陽光普照，而陰翳自消，有何干嘔、胸滿、涎沫之患哉？

半夏瀉心湯歌見《傷寒》

治嘔而腸鳴，心下痞者，此湯主之。

長男蔚按：嘔而腸鳴並無下利，心下痞不因誤下，何以上下之阻隔若是？蓋因飲停心下，上逆爲嘔，下乾爲腸鳴，飲不除則痞不消，欲蠲飲必資中氣。方中參、棗、草以培中氣，藉半夏之降逆，佐芩、連以消痞，復得乾薑之溫散，使痞者通，逆者降矣。妙在去滓再煎，取其輕清上浮，以成化痞降逆之用耳。

黃芩加半夏生薑湯歌見《傷寒》

治乾嘔而利者，此湯主之。

男元犀按：太陽主開，少陽主樞。乾嘔者，少陽之邪欲從太陽之開而外出也。下利者，太陽之邪不能從樞外出而反從樞內陷也。用黃芩加半夏生薑湯者，轉少陽之樞，達太陽之氣，交上下，清裏熱，而薑、夏又能止嘔降逆也。此即小柴胡湯去柴胡、人參加芍藥，去之者，恐其助飲而增嘔；加之者，取其和胃而降逆。伊聖之方，鬼神莫測也！

小半夏湯 治諸嘔吐，穀不得下者，此湯主之。

犀按：胃主納穀，穀不得下者，胃氣虛寒也。嘔吐者，飲隨寒氣上逆也。胃虛飲逆，非溫不能散其寒，非辛不能降其逆。用半夏滌飲降逆，生薑溫中散寒，使胃氣溫和，而嘔吐自平。

豬苓散 治嘔吐而病在膈上，後思水者解，急與之；思水者，此散主之。

豬苓　茯苓　白朮各等分

右三味，杵爲散，飲服方寸匕，日三服。

歌曰：嘔餘思水與之佳，少與之飲，以救其液。過與須防飲氣乖，恐舊飲方去，新飲復來。豬朮茯苓等分擣，崇土以逐水，不使支飲阻其正津，則不渴。飲調寸匕自和諧。

四逆湯 歌見《傷寒》　治嘔而脈弱，小便復利，身有微熱，見厥者難治，此湯主之。

男元犀按：嘔與熱爲陰邪所迫，小便利與見厥，證屬無陽。脈弱者，真臟虚寒也。用四逆湯徹上下之陰邪，招欲散之殘陽，引氣血接回其厥，外溫經，內溫臟，面面俱到。

小柴胡湯 歌見《傷寒》　治嘔而發熱者，此湯主之。

男蔚按：嘔而發熱者，少陽表症也。表未解則內不和，故作嘔也。陽明主肌肉，木邪忤土，故作肌熱而嘔。用小柴胡湯轉樞以出其邪，邪解則熱退而嘔止也。

大半夏湯　治胃反嘔吐者，此湯主之。

半夏二升　人參三兩　白蜜一升

右三味，水一斗二升，和蜜揚之二百四十遍，煮藥，取二升半，溫服一升，餘分再服。

歌曰：從來胃反責之沖脈上乘，半夏二升蜜一升，三兩人參勞水煮，水揚二百四十遍名勞水，又名甘瀾水。納沖養液有奇能。

元犀按：此方用水之多，取其多煮白蜜，去其寒而用其潤，俾粘膩之性流連於胃，不速下行；而半夏、人參之力，可以徐徐斡旋於中。非參透造化之理者，不能悟及。余遇醫輩，偶談及於此，不能再三問難，便知其庸陋欺人，則不復與談矣。

膈咽之間，交通之氣不得降者，皆沖脈上行，逆氣所作也。師以半夏降沖脈之逆，即以白蜜潤陽明之燥，加人參以生既亡之津液，用甘瀾水以降逆上之水液。古聖之經方，惟師能用之。

大黃甘草湯　治食已即吐者，此湯主之。

大黃四兩　甘草二兩

右二味，以水三升，煮取一升，分溫再服。

歌曰：食方未久吐相隨，食已即吐。兩熱沖來自不支，胃素有熱，食復入之，兩熱相沖，不停片刻而吐出。

四兩大黃二兩草，上從下取法神奇。

蔚按：師云：欲吐者，不可下之。又云：食已即吐者，大黃甘草湯下之。

二說相反，何也？曰：病在上而欲吐，宜因而越之。若逆之使下，則憒亂矣。

若既吐矣，吐而不已，是有升無降，當逆折之。

尤在涇云：雲霧出於地，而雨露降於天，地不承則天不降矣。可見天

地陰陽同此氣機，和則俱和，乖則並乖。人與天地相參，故肺氣象天，病

則多及二陰；脾、胃、大小腸象地，病則多及上竅。丹溪治小便不通，用吐法而升提肺氣，使上竅通而下竅亦通，與大黄甘草湯之治嘔吐，法雖異而理可通也。

茯苓澤瀉湯　治胃反，吐而渴欲水者，此湯主之。

茯苓半斤　澤瀉四兩　甘草　桂枝各二兩　白朮三兩　生薑四兩

右六味，以水一斗，煮取三升，内澤瀉，再煮取二升半，溫服八合，日三服。

《外臺》治消渴脈絶胃反者，有小麥一升。

歌曰：吐方未已渴頻加，與吐後渴爲欲愈者不同，亦與豬苓散症未吐而先渴者不同。苓八兩生薑四兩誇，二兩桂甘三兩朮，澤須四兩後煎嘉。後煮澤瀉，取其性補陰而利水，不宜煮之太過也。

徐忠可云：此方於五苓散中去豬苓者，以胃反證，水從吐出，中無水氣而渴也；加生薑、甘草者，合苓朮等藥以解表裏之虛邪，更能和中而止嘔也。

文蛤湯　治吐後渴欲得水而貪飲者，此湯主之。兼主微風、脈緊、頭痛。

文蛤　石膏各五兩　麻黄　甘草　生薑各三兩　杏仁五十粒　大棗十二枚

右七味，以水六升，煮取二升，溫服一升，汗出即愈。

歌曰：吐而貪飲證宜詳，文蛤石膏五兩量，十二棗枚杏五十，麻甘三兩等生薑。

元犀按：水雖隨吐而去，而熱不與水俱去，故貪飲不休，與思水者不同。方中麻黄與石膏並用，能深入伏熱之中，頃刻透出於外，從汗而解，熱解則渴亦解，故不用止渴之品。並主微風、脈緊、頭痛者，以風爲陽邪，得此涼散之劑而恰對也。

半夏乾薑散　治乾嘔吐逆，吐涎沫者，此散主之。

半夏　乾薑各等分

右二味，杵爲散，取方寸匕，漿水一升半，煮取七合，頓服之。

歌曰：吐而乾嘔沫涎多，惟不胸滿，不頭痛，與吴茱萸湯證不同。以虛有微甚，邪有高下之別也。胃腑不責於厥陰，專責於陽明。虛寒氣不和，薑夏等分磨漿水煮，數方小半夏湯、生薑半夏湯。相類頗分科。漿水甘酸，能調中引氣，止嘔噦。

生薑半夏湯　治病人胸中似喘不喘，似嘔不嘔，似噦不噦，徹心中憒憒無奈者，此湯主之。

半夏半升　生薑汁，一升

右二味，以水三升，煮半夏，取二升，内生薑汁，煮取一升半，小冷，分四服，日三夜一，嘔止，停後服。

歌曰：嘔噦都非喘又非，似嘔之狀，不似嘔之有物；似噦之有聲，不似噦之連聲；似喘之氣逆，不似喘之氣急。徹心憒憒莫從違，懊憹之甚，無可奈何，皆飲邪與寒邪搏結於胸。一升薑汁半升夏，分煮同煎妙入微。

參：與吳茱萸之降濁、乾薑之溫中不同。蓋彼乃虛寒上逆，此乃客邪摶飲也。方即小半夏湯，不用薑而用汁者，以降逆之力少，散結之力多也。

橘皮湯　治乾嘔噦，若手足厥者，此湯主之。

橘皮四兩　生薑半斤

右二味，以水七升，煮取三升，溫服一升，下咽即愈。

歌曰：噦而乾嘔厥相隨，氣逆於胸阻四肢，乾嘔非胃反，厥非無陽，乃氣逆於胸，不行於四末故也。初病未虛一服驗，生薑八兩四陳皮。

元犀按：《金匱》論噦，與方書不同，專指呃逆而言也。

橘皮竹茹湯　治噦逆者，此湯主之。

橘皮二斤　竹茹二斤　大棗三十枚　生薑半斤　甘草五兩　人參一兩

右六味，以水一斗，煮取三升，溫服一升，日三服。

歌曰：噦逆因虚熱氣乘，一參五草八薑勝，棗枚三十二斤橘，生竹青皮即竹茹也。刮二升。

犀按：《淺注》已詳方義，不再釋。《金匱》以呃爲噦，凡呃逆證，皆是寒熱錯亂，二氣相搏使然。故方中用生薑、竹茹，一寒一熱以祛之；人參、橘皮，一開一合以分之；甘草、大棗奠安中土，使中土有權，而噦逆自平矣。此伊聖經方，扁鵲丁香柿蒂散即從此方套出也。

四逆湯歌解見《傷寒》

治下利後，腹脹滿，身體疼痛者，先溫其裏，乃攻其表。溫裏宜四逆湯，攻表宜桂枝湯。

桂枝湯歌解見《傷寒》

大承氣湯歌解見《傷寒》

治下利，三部脈皆平，按之心下堅者，宜之。

治下利脈遲而滑者，實也。利未欲止，急下之，宜此湯。

治下利脈反滑者，當有所去，下乃愈，宜此湯。

治下利已差，至其年月日時復發者，以病不盡故也，宜此湯。

小承氣湯歌解見《傷寒》

治下利譫語者，有燥屎也，宜此湯。

桃花湯歌解見《傷寒》

治下利便膿血者，宜此湯。

白頭翁湯歌解見《傷寒》

治熱利下重者，宜之。

梔子豉湯歌解見《傷寒》

治下利後更煩，按之心下濡者，爲虛煩也，此主之。

通脈四逆湯歌解見《傷寒》

治下利清穀，裏寒外熱，汗出而厥，此主之。

紫參湯　治下利肺痛者，此湯主之。

紫參半斤　甘草三兩

右二味，以水五升，先煮紫參，取二升，內甘草，煮取一升半，分溫三服。

歌曰：利而肺痛是何傷，濁氣上乾責胃腸，肺與大腸相表裏。八兩紫參三兩草，通因通用細推詳。腸中積聚，是肺氣不行於大腸。

男蔚按：肺爲華蓋，諸臟之氣皆上熏之，惟胃腸之氣下降而不上乾於肺，故肺爲清肅之臟而不受濁氣者也。夫肺與腸相表裏，腸胃相連，下利肺痛者，腸胃之濁氣上乾於肺也，故主以紫參湯。《本經》云：紫參主治心腹寒熱積聚邪氣，甘草解百毒，奠中土，使中土有權而肺金受益，腸胃通暢而肺氣自安，肺氣安則清肅之令行矣，何有肺痛下利之病哉？

訶梨勒散 治氣利者，此散主之。

訶梨勒十枚

右一味爲散，粥飲和，頓服。

歌曰：訶梨勒散濇腸便，氣利還須固後天，十個訶梨煨研末，調和米飲不須煎。

男元犀按：氣利者，肺氣下脫，胃腸俱虛，氣陷屎下。急用訶梨勒澀腸胃以固脫，又用粥飲扶中以轉氣，氣轉而瀉自止耳。

附方

千金翼小承氣湯歌解見《傷寒》　治大便不通，噦數譫語。

外臺黃芩湯　治乾嘔下利者。

黃芩　人參　乾薑各三兩　桂枝一兩　大棗十二枚　半夏半升

右六味，以水七升，煮取三升，溫分三服。

歌曰：乾嘔利兮責二陽，太陽陽明遞相傳也。參芩三兩等乾薑，桂枝一兩半升夏，棗十二枚轉運良。

男元犀按：此即小柴胡湯變法。方中以桂枝易柴胡，以乾薑易生薑，去甘草是也。太陽病不解，並入陽明，陰陽舛錯，而爲嘔吐下利也，方用黄芩、乾薑，寒溫並進，使之入胃以分陰陽，又以參、棗安胃，桂枝祛邪，半夏降逆，且半夏生當夏半，正陰陽交界之門，取之以和陰陽。陰陽和則中樞轉，上下交而嘔利止矣。

瘡癰腸癰浸淫病方

薏苡附子敗醬散 治腸癰之爲病，其身甲錯，腹皮急，按之濡，如腫狀，腹無積聚，身無熱，脈數，此爲腸內有癰膿，此散主之。

薏苡仁十分 附子二分 敗醬五分

右三味，杵爲散，取方寸匕，以水二升，煎減半，頓服，小便當下。

歌曰：氣血凝內癰阻外膚，氣血爲內癰所奪，不榮於外，其身甲錯，言如鱗甲之交錯也。腹皮雖急按之濡，附宜二分苡仁十，敗醬還須五分驅。

王晉三云：心氣抑鬱不舒，則氣結於小腸之頭，阻傳道之去路而爲癰腫。即《內經》所謂臟不容邪，則還之於腑也。故仲景重用薏苡，開通心氣，榮養心境；佐以敗醬，化膿爲水；使以附子，一開手太陽小腸之結，一化足太陽膀胱之氣，務令所化之毒，仍從水道而出。精微之奧，豈庸淺者所能推測耶？

大黄牡丹湯　治腸癰者，少腹腫痞，按之即痛如淋，小便自調，時時發熱，自汗出，復惡寒。其脈遲緊者，膿未成，可下之；脈洪數者，膿已成，不可下之也，此湯主之。

大黄四兩　牡丹一兩　桃仁五十個　冬瓜仁半升　芒硝三合

右五味，以水六升，煮取一升，去滓，內芒硝，再煎數沸，頓服之。有膿當下，如無膿當下血。

歌曰：腫居少腹按之即痛如淋，小便自調，時時發熱，自汗出，復惡寒。大腸癰，黃四牡丹一兩從，冬瓜子仁半升桃五十，芒硝三合泄腸膿。

王晉三云：肺與大腸相表裏，大腸癰者，肺氣下結於大腸之頭，其道遠於上，其位近於下，治在下者因而奪之也。故重用大黃、芒硝開大腸之結，桃仁、丹皮下將敗之血，至於清肺潤腸，不過瓜子一味而已。服之當下血，下未化膿之血也。若膿已成形，肉已壞，又當先用排膿散及湯。故原文云膿已成，不可下也。

王不留行散 治金瘡病。

王不留行十分，八月八日采　蒴藋細葉十分，七月七日采　甘草十八分　桑東南根白皮十分，三月三日采　黃芩二分　蜀椒三分　厚朴二分　乾薑二分　芍藥二分

右九味，王不留行、蒴藋、桑皮三味燒灰存性，各別杵，篩合，治之爲散，

服方寸匕。小瘡即粉之，大瘡但服之。產後亦可服。

歌曰：金瘡諏（吉日按春秋而）采不留行，桑蒴同（王不留）行（按時而取三物，各）十分明，芩朴芍薑均二分，三（分之蜀）椒十八（分之甘）草相成。

尤在涇云：金瘡經脈斬絕，營衛阻弛。治之者，必使經脈復行，營衛相貫而後已。

除燒灰外，餘藥不可日曝，火炙方效。

元犀按：金刃傷處，封固不密，中於風則倉卒無汁，中於水則出青黃汁，風則發痙，水則濕爛成瘡。王不留行疾行脈絡之血灌溉週身，不使其湍激於傷處；桑根皮泄肌肉之風水；蒴藋葉釋名接骨草，滲筋骨之風水，三者皆燒灰，欲其入血去邪止血也。川椒祛瘡口之風，厚朴燥刀痕之濕，黃連退肌熱，芍藥散惡血，乾薑和陽，甘草和陰。用以爲君者，欲其入血退腫生肌也。風濕去，陰陽和，瘡口收，肌肉生，此治金瘡之大要。

排膿散

枳實十六枚　芍藥六分　桔梗二分

右三味，杵爲散，取雞子黄一枚，以藥散與雞黄相等，揉和令相得，飲和服之，日一服。

歌曰：排膿散藥本靈臺，《內經》謂先師歃血而盟者是。枳實爲君十六枚，六分芍兮桔二分，雞黄一個簡而該。

元犀按：枳、桔行氣滯，芍藥通血滯，從氣血以排之，人所易知也。妙在揉入雞子黄一枚，取有情之物以養心脾之陰，則排之之法，獨得其本也。

排膿湯　甘草二兩　桔梗三兩　生薑一兩　大棗十枚

右四味，以水三升，煮取一升，溫服五合，日再服。

歌曰：排膿湯與散懸殊，一兩生薑二草俱，大棗十枚桔三兩，通行營衛是良圖。

元犀按：方中取桔梗、生薑之辛，又取大棗、甘草之甘，辛甘發散爲陽，令毒從陽化而出，排之之妙也。

黄連粉方未見　治浸淫瘡，從口起流向四肢者可治，從四肢流來入口者不可治。浸淫瘡，此粉主之。

歌曰：浸淫瘡藥末黄連，從口流肢順自然，若起四肢流入口，半生常苦毒牽纏。

元犀按：浸淫瘡系傳染之疾也。從口起流向四肢者，毒氣外出也，故曰可治。從四肢起流來入口者，毒氣由外入內，固結於臟腑之間，故曰不可治。黄連粉方未見，疑即黄連一味爲末，或敷或服，隨宜擇用。

金匱方歌括卷六

閩　長樂　陳念祖　修園　著
男　蔚　古愚　參訂
元犀　靈石　韻注
孫　男　心典　徽庵
心蘭　芝亭　同校字

趺蹶手指臂腫轉筋狐疝蛔蟲方

藜蘆甘草湯方未見　治病人常以手指、臂腫動，此人身體瞤瞤，此湯主之。

歌曰：體瞤臂腫主藜蘆，㾓痹風痰俱可驅，蘆性升提草甘緩，症詳趺厥遍尋無。

男元犀按：痰涎爲濕氣所生，留滯胸膈之間，久則變生無定。云病人常以手指、臂腫動，身體瞤瞤者，是氣被痰阻，濕無去路，或加邪風，風行氣亦行，引動積痰毒氣，此所以群動並發，擾亂心君不寧也。手足項背牽引痛掣，走易不定者，心君之令不行，肺無以傳其治節也。藜蘆性毒，以毒攻毒，吐久積風痰，殺蟲，通支節，除癇也。助用甘草者，取甘潤之意，以其能解百毒也。方雖未見，其意不過是耳。

雞屎白散　治轉筋病，其人臂腳直，脈上下行，微弦，轉筋入腹者，此散主之。

雞屎白爲散，取方寸匕，以水六合，和，溫服。

歌曰：轉筋入腹脈微弦，肝氣淩脾豈偶然，木畜爲雞其屎土，研來同類妙周旋。

尤在涇曰：《内經》曰：諸暴強直，皆屬於風。轉筋入腹者，脾土虚而肝木乘之也。雞爲木畜，其屎反利脾氣，故治是病，且以類相求，則尤易入也。

蜘蛛散 治陰狐疝氣，偏有小大，時時上下者，主之。

蜘蛛十四枚，熬焦 桂枝半兩

右二味爲散，取八分一匕，飲和服，日再。蜜丸亦可。

歌曰：陰狐疝氣久難醫，腎囊爲陰，病則氣之腥臭如狐之臊也。大小攸偏或偏於左，或偏於右，一大一小也。上下時，時時上下，人多誤解，謂病發則墜而下，病息則收而上也。熬杵蜘蛛十四個，桂枝半兩恰相宜。

按：此病用桂枝，不如用肉桂力更大。

王晉三云：蜘蛛性陰而歷，隱見莫測，可定幽暗之風，其功在殼，能泄下焦結氣；肉桂芳香入肝，專散沈陰結疝。《四時刺逆從論》曰：厥陰滑爲狐疝風。推仲景之意，亦謂陰狐疝氣，是陰邪挾肝風而上下無時也。治以蜘蛛，如披郤導窾。

甘草粉蜜湯　治蛔蟲病，令人吐涎，心痛，發作有時，毒藥不止者，主之。

甘草二兩　白粉一兩　白蜜四兩

右三味，以水三升，先煮甘草，取二升，去滓，內粉蜜，攪令和，煎如薄餅，溫服一升，差即止。

歌曰：蛔蟲心痛吐涎多，毒藥頻攻痛不瘥，一兩白粉二兩甘草四兩蜜，煎分先後取融和。

按：鉛粉性善殺蟲，今雜於甘草、白蜜之中，以大甘掩其本性，所謂先誘之而後攻之也。

烏梅丸歌解見《傷寒》　治蛔厥者，其人當吐蛔，今病者靜而復時煩，此爲臟寒，蛔上入膈，故煩，須臾復止。得食而嘔，又煩者，蛔聞食臭出，其人當自吐蛔。蛔厥者，此丸主之。

徐忠可云：黄連之苦，可以安蛔，則前甘草與蜜，何以亦能安蛔也？不知上條之蛔，因燥而上逆，致使心痛，故以白粉殺蛔爲主，而加甘、蜜以潤其燥。若蛔厥，未嘗攻心，且蛔因臟寒而上，故以烏梅酸收，黄連苦降，以收伏降蛔爲主，而加辛熱追臟寒。所以一心痛而不吐蛔，一吐蛔而不心痛，此是二條大分别也。

婦人妊娠病方

桂枝湯 歌見《傷寒》

治婦人得平脈，陰脈小弱，其人渴，不能食，無寒熱，名妊娠，此主之。於法六十日，當有此證，設有醫治逆者，卻一月，加吐下，則絕之。

徐忠可云：桂枝湯表證得之，爲解肌和營衛；内證得之，爲化氣調陰陽。時醫以薑、桂礙胎戒用，汲汲以養血滋陰爲事，皆不知仲景之法也。愚按：本章末三句未明，願後之學者補續之。

桂枝茯苓丸 治婦人宿有癥病，經斷未及三月，而得漏下不止，胎動在臍上者，此爲癥痼害。妊娠六月動者，前三月經水利時，胎也。下血者，後斷三月，癥也。所以血不止者，其癥不去故也，當下其癥，宜此方主之。

桂枝　茯苓　丹皮　桃仁去尖皮，熬　芍藥各等分

右五味末之，煉蜜丸如兔屎大，每日食前服一丸。不知，加至三丸。

歌曰：癥痼未除恐害胎，胎動於臍下爲欲落，動於臍上是每月湊集之血因癥痼之氣妨害之而下漏也，胎安癥去悟新裁；桂苓丹芍桃同等，氣血陰陽本末該。

受業林禮豐按：師云：婦人宿有癥病者，謂未受胎之前，本停瘀而有癥病也。經斷者，謂經水淨盡之後，交媾而得胎也。未及三月而得漏下不止者，謂每月湊集之血，因宿昔之癥痼妨害之而下漏也。蓋六月胎動者，胎之常，而三月胎動者，胎之變。然胎當居臍下，今動在臍上者，是本有癥痼在臍下，逼動其胎，故胎不安而動於臍上也。因復申言之曰：前三月經水利時，胎也。下血者，後斷三月，衃也。衃者，謂每月湊集之血始凝而未痼也。所以血不止者，其癥不去，必害其胎。去其癥，即所以安其胎，故曰當下其癥。主以桂苓丸者，取桂枝通肝陽，芍藥滋肝陰，茯苓補心氣，丹皮運心血，妙在桃仁監督其間，領諸藥直抵於癥痼而攻之，使瘀結去而新血無傷。瘀既去，則新血自能養胎，雖不專事於安胎，而正所以安胎也。

附子湯方見《傷寒》 治婦人懷娠六七月，脈弦，發熱，其胎愈脹，腹痛惡寒，少腹如扇，所以然者，子臟開故也，以此湯溫其臟。

男元犀按：太陽主表，少陰主裏。脈弦發熱者，寒傷太陽之表也。腹痛惡寒者，寒侵少陰之裏也。夫胎居臍下，與太少相連，寒侵太少，氣並胞宮，迫動其胎，故胎愈脹也。腹痛惡寒，少腹如扇者，陰邪盛於內，寒氣徹於外，故現出陣陣如扇之狀也。然胎得暖則安，寒則動。寒氣內勝，必致墜胎，故曰所以然者，子臟開故也。附子湯溫其臟，使子臟溫而胎固，自無隕墜之虞矣。附子湯方未見，疑是傷寒附子湯。

膠艾湯　治婦人有漏下者，有半產後因續下血都不絕者，有妊娠下血者，假令妊娠腹中痛，爲胞阻，以此湯主之。

乾地黃六兩　川芎　阿膠　甘草各二兩　艾葉　當歸各三兩　芍藥四兩

右七味，以水五升、清酒三升，合煮取三升，去滓，內膠令消盡，溫服一升，日三服，不差更作。

歌曰：妊娠腹滿阻胎胞，名曰胞阻，以胞中氣血虛寒，而阻其化育也。二兩芎藭草與膠，歸艾各三芍四兩，地黄六兩去枝梢。

男元犀按：芎藭、芍、地，補血之藥也；然血不自生，生於陽明水穀，故以甘草補之；阿膠滋血海，爲胎産百病之要藥；艾葉暖子宮，爲調經安胎之專品，合之爲厥陰、少陰、陽明及沖任兼治之神劑也。後人去甘草、阿膠、艾葉，名爲四物湯，則板實而不靈矣。

當歸芍藥散 治婦人懷妊，腹中㽲痛，此散主之。

當歸 川芎各三兩 芍藥一斤 茯苓 白朮各四兩 澤瀉半斤

右六味，杵爲散，取方寸匕，酒和，日三服。

歌曰：妊娠㽲痛勢綿綿，不若寒疝之絞痛、血氣之刺痛也。三兩歸芎潤且宣，芍藥一斤澤減半，朮苓四兩妙盤旋。

男元犀按：懷妊腹痛，多屬血虛，而血生於中氣。中者，土也。土過燥不生物，故以歸、芎、芍藥滋之；土過濕亦不生物，故以苓、朮、澤瀉滲之。燥濕得宜，則中氣治而血自生，其痛自止。

乾薑人參半夏丸　治妊娠嘔吐不止，此丸主之。

乾薑　人參各一兩　半夏二兩

右三味末之，以生薑汁糊爲丸，桐子大，飲服十丸，日三服。

歌曰：嘔吐遷延惡阻名，妊娠嘔吐，名爲惡阻。胃中寒飲苦相縈，參薑一兩夏雙兩，生薑汁糊丸古法精。

尤在涇云：陽明之脈，順而下行者也，有寒則逆，有熱亦逆，逆則飲必從之。寒逆用此方，熱逆用《外臺》方：青竹茹、橘皮、半夏各五兩，生薑、茯苓各四兩，麥冬、人參各三兩，爲治胃熱氣逆嘔吐之法，可補仲師之未備。

樓全善云：余治妊阻病，累用半夏，未嘗動胎，亦有故無隕之義也。

當歸貝母苦參丸 治妊娠小便難，飲食如故者，此丸主之。

當歸　貝母　苦參各四兩

右三味末之，煉蜜丸如小豆大，飲服三丸，加至十丸。

歌曰：飲食如常小便難，妊娠鬱熱液因乾，苦參四兩同歸貝，飲服三丸至十丸。男子可加滑石半兩。

男元犀按：苦參、當歸補心血清心火，貝母開肺鬱而瀉肺火。然心火不降，則小便短澀；肺氣不行於膀胱，則水道不通。此方爲下病上取之法也。況貝母主淋瀝邪氣，《神農本經》有明文哉。

葵子茯苓散　治妊娠有水氣，身重，小便不利，灑淅惡寒，起即頭眩，此散主之。

葵子一升　茯苓三兩

右二味，杵爲散，飲服方寸匕，日三服，小便利則愈。

歌曰：頭眩惡寒水氣乾，胎前身重小便難，均是小便不利，前責之津乾，此責之水氣，水利則濕去身輕矣。不侵衛陽，則不惡寒矣；不犯清道，則亦不頭眩矣。一升葵子苓三兩，米飲調和病即安。

男元犀按：葵子俗人畏其滑胎，不必用之。《中藏經》五皮飲加紫蘇，水煎服，甚效。

當歸散　主治婦人妊娠，宜常服之。

當歸　黄芩　芍藥　川芎各一斤　白朮半斤

右五味，杵爲散，酒服方寸匕，日再服。妊娠常服即易產，胎無疾苦。

產後百病悉主之。

歌曰：妊娠常服之劑，當以補脾陰爲主。萬物原來自土生，土中涵濕遂生生，不窮。一斤芎芍歸滋血，血爲濕化，胎尤賴之。八兩朮一斤芩朮本脾藥，今協血藥而入脾土，土得濕氣則生物。又有黃芩之苦寒清肺以主之，肺氣利則血不滯，所以生物不息。大化成。

方義歌中頗詳，不再釋。

白朮散 主妊娠養胎方。

白朮 川芎 蜀椒各三分，去汗 牡蠣

右四味，杵爲散，酒服一錢匕，日三服，夜一服。但苦痛，加芍藥；心下毒痛，倍加芎藭；心煩吐痛不能食飲，加細辛一兩，半夏大者二十枚，服之後，更以醋漿水服之；若嘔，以醋漿水服之復不解者，小麥汁服之；已後渴者，大麥粥服之；病雖愈，服之勿置。

歌曰：胎由土載朮之功，養血相資妙有芎，土以載之，血以養之。陰氣上凌椒攝下，胎忌陰氣上逆，蜀椒具純陽之性，陽以陰爲家，故能攝上焦之熱而下降。蠣潛龍性得真詮。牡蠣水氣所結，味咸性寒，寒以制熱燎原，咸以導龍入海。

此方舊本三物各三分，牡蠣闕之。徐靈胎云：原本無分兩。按方下云日三服、夜一服者，牡蠣用一分可也。

加減歌曰：苦痛芍藥加最美，心下毒痛倚芎是，吐痛不食心又煩，加夏廿枚一細使，醋漿水須服後吞，若還不嘔藥可止，不解者以小麥煮汁嘗，已後渴者大麥粥喜，既愈常服勿輕拋，壺中陰陽大燮理。按：程雲來云：以大麥粥調中補脾，故服之勿置，非指上藥常服也。此解亦超。

方義已詳歌中，不再釋。

婦人產後方

小柴胡湯 歌見《傷寒》

產婦鬱冒，其脈微弱，嘔不能食，大便反堅，但頭汗出。所以然者，血虛而厥，厥而必冒。冒家欲解，必大汗出，以血虛下厥，孤陽上出，故頭汗出。所以產婦喜汗出者，亡陰血虛，陽氣獨盛，故當汗出，陰陽乃復。大便堅，嘔不能食，小柴胡湯主之。

孫男心蘭按：產婦脈微弱者，血虛也。血虛而陰不維陽，則爲孤陽；陽獨行於上，則頭汗出而冒；陽不及於下，則下厥；陽鬱陰傷，無以養腸胃，故大便堅；陰陽不和，擾動於中，故作嘔而不能食。蓋血虛無以作汗，故鬱冒不得從汗而解也。治之者，當審其病情，以冒家欲解，既不得從頭汗而泄，必得大汗而解者，以小柴胡湯主之，使陽從汗泄，則鬱開而陰陽和矣。

此損陽就陰法也。

大承氣湯見《傷寒論》　治病解能食，七八日更發熱者，此爲胃實，宜此湯主之。

當歸生薑羊肉湯歌見寒疝　治產後腹中㽲痛者。

枳實芍藥散　主產後腹痛，煩滿，不得臥者。

枳實燒令黑，勿太過　芍藥等分

右二味，杵爲散，服方寸匕，日三服。並主癰膿，大麥粥下之。

歌曰：滿煩不臥腹疼頻，枳實微燒芍等平，羊肉湯方應反看，彼治虛痛，此治實痛。散調大麥粥穩而新

男蔚按：枳實通氣滯，芍藥通血滯，通則不痛，人所共知也。妙在枳實燒黑，得火化而善攻停積。下以大麥粥，和肝氣而兼養心脾，是行滯中

而寓補養之意，故癰膿亦主之。

下瘀血湯 治産婦腹痛，法當以枳實芍藥散，假令不愈者，此爲腹中有瘀血著臍下，宜此湯；亦主經水不利。

大黄三兩 桃仁二十個 䗪蟲二十枚，去足，熬

右三味末之，煉蜜和爲四丸，以酒一升煮一丸，取八合，頓服之。新血下如豚肝。各本略異。

歌曰：臍中著痛瘀爲殃，廿粒桃仁三兩黄，更有䗪蟲二十個，酒煎吞下亦何傷？

男元犀按：服枳實、芍藥而不愈者，非積停不通，是瘀結不散，用此方攻之。方中大黄、桃仁能推陳下瘀；䗪蟲之善攻乾血，人盡知之；妙在桃仁一味，平平中大有功力。鬱血已敗而成瘀，非得生氣不能流通。桃得

三月春和之氣，而花最鮮明似血，而其生氣皆在於仁，其味苦又能開泄，故直入血中而和之散之，逐其舊而不傷其新也。

大承氣湯　治產後七八日，無太陽症，少腹堅痛，此惡露不盡。不大便，煩躁發熱，切脈微實，再倍發熱，日晡時煩燥者，不食，食則譫語，至夜即愈，宜此湯主之。熱在裏，結在膀胱也。

孫男心典按：無太陽症者，外無病也。脈微實、煩躁發熱、食則譫語者，胃熱也。惡露不盡者，主太陽之氣隨經也。蓋膀胱接胃，連於少腹，血結其所，熱聚其中，宜此湯以下瘀除熱。

陽旦湯　治產後中風，續續數十日不解，頭微疼，惡寒，時時有熱，心下悶，乾嘔汗出，雖久陽旦症續在者，可與之。即桂枝湯增桂加附。坊本謂加黃芩者，未知《傷寒論》太陽篇中已明其方，孫真人及各家俱誤。桂枝湯見《傷寒論》。

男元犀按：頭痛發熱、惡寒汗出，太陽表症也。心下悶者，太陽水邪彌漫心下而作悶也。陽旦湯即桂枝湯倍桂枝加附子。雖産後數十日不解，其邪仍在於太陽之經，故仍用桂枝湯解太陽之表邪，加桂以化膀胱之水氣，加附子以溫固水臟，使經臟氣化，則内外之邪出矣。《傷寒論》桂枝加附子，治漏汗；加桂，治氣從少腹上沖心；去芍，治胸滿，俱有明文可據。孫真人以桂枝湯加黄芩爲陽旦湯，其意以心下悶爲熱氣，誤矣。夫有熱氣，則當心煩，今曰心下悶，則非熱可知矣。況微惡寒時時有熱，乾嘔，汗出，爲太陽桂枝湯之的症。蓋太陽底面便是少陰，續續至數十日不解，顯系少陰之君火微，而水寒之氣盛，寒氣上凌陽位，是以爲心下悶之苦。故取桂枝湯增桂以扶君主之陽，加附子以鎮水陰之逆，使心陽振，水臟溫，則上逆之陰邪，不攻而自散矣。

竹葉湯　治產後中風，發熱，面正赤，喘而頭痛者，此湯主之。

竹葉一把　葛根三兩　防風　桔梗　桂枝　人參　甘草各一兩　附子一枚，炮　生薑五兩　大棗十五枚

右十味，以水一斗，煮取二升半，分溫三服，溫覆使汗出。頸項強，用大附子一枚，破之如豆大，前藥揚去沫。嘔者，加半夏半升洗。

歌曰：喘熱頭疼面正紅，勢欲成痙。一兩防桔桂草參同，同用一兩。葛根三兩生薑五兩附枚一，棗十五枚竹葉一把充。

加減歌曰：頸項強用大附抵，以大易小不同體，嘔爲氣逆更議加，半夏半升七次洗。

程雲來云：證中未至背反張，而發熱面赤頭痛，亦風痙之漸。故用竹葉主風痙，防風治內痙，葛根療剛痙，桂枝治柔痙，生薑散風邪，桔梗除

風痹，辛以散之之劑也。又佐人參生液以養筋，附子補火以致水，合之甘草，以和諸藥，大棗以助十二經。同於風劑，則發中有補，爲產後中風之大劑也。

竹皮大丸 治婦人乳中虛，煩亂嘔逆，安中益氣。

生竹茹 石膏各二分 桂枝 白薇各一分 甘草七分

右五味末之，棗肉和丸彈子大，飲服一丸，日三夜二服。有熱，倍白薇；煩喘者，加柏實一分。

歌曰：嘔而煩亂乳中虛，謂乳子之時，氣虛火勝，內亂而上逆也。二分石膏與竹茹，薇桂一分兮草七分，棗丸飲服效徐徐。

加減歌曰：白薇退熱絕神異，有熱倍加君須記；柏得金氣厚且深，葉葉西向歸本位，實中之仁又寧心，煩喘可加一分餌。

男元犀按：血者，中之所生也；乳者，血之所變也。血雖生於中焦，尤藉厥少之氣傳變而爲乳。乳中虛者，謂乳子去汁過多而致虛也。中虛無血奉心則煩，心神不安則亂，陽氣上升則嘔。逆者，嘔之甚也。用竹皮大丸者，以竹茹降逆止嘔，白薇除熱退煩，石膏通乳定亂，重用甘草、大棗定安中焦以生津液，血無陽氣不運，妙以桂枝一味，運氣血奉心通乳，則嘔逆止而中即自安，煩亂退而氣即自益矣。復申明其立方之本意曰安中益氣。竹皮大丸，神哉！

白頭翁加甘草阿膠湯　治產後下利虛極者，此湯主之。

白頭翁　阿膠　甘草各二兩　黃連　黃柏　秦皮各三兩

右五味，以水七升，煮取三升，去滓，入阿膠，更上微火煎膠烊消，取二升，溫服一升，不愈，更服一升。

歌曰：白頭方見傷寒歌，二兩阿膠甘草和，產後利成虛已極，滋阿膠救其陰。

而且緩甘草緩其急。莫輕過。

男元犀按：產後去血過多，又兼下利亡其津液，其爲陰虛無疑，茲云虛極，理宜大補，然歸、芎、芍、地則益其滑而下脫，參、朮、桂、芪則動其陽而上逆，皆爲禁劑。須知此「虛」字，指陰虛而言，與少陰證陰氣欲絕同義。少陰證與大承氣湯急下以救陰，與此證與白頭翁大苦以救陰同義。此法非薛立齋、張景岳、李士材輩，以甘溫爲主、苦寒爲戒者所可窺測。尤妙在加甘草之甘，合四味之苦，爲苦甘化陰法；且久利膏脂盡脫，脈絡空虛，得阿膠之滋潤，合四味之苦以堅之，則源流俱清，而利自止。

附方

千金三物三黄湯 治婦人在草蓐，自發露得風，四肢苦煩熱，頭痛者，與小柴胡湯；頭不痛但煩者，此湯主之。

黄芩一兩　苦參二兩　乾地黄四兩

右三味，以水六升，煮取二升，温服一升，多吐下蟲。

歌曰：婦人發露得風傷，頭不痛兮證可詳，肢苦但煩芩一兩，地黄四兩二苦參良。

受業林禮豐按：《千金》云：婦人在草蓐，是新産時也。新産血虚，厥陰主血，血虚則厥陰之相火動，火動則毛竅開。因自發去衣被，露其身體，風邪遂乘虚而襲焉。夫風爲陽邪，四肢爲諸陽之本，兩陽相搏，故四肢苦煩熱也。頭痛者，風邪從臟而乾於腑，有欲外出之象，故與小柴胡湯達之，使其從樞以外出也。頭不痛但煩者，風邪内鬱，擾動心包之熱，心包火熾，血液必傷，故主以三黄湯。取地黄之甘寒多液者，補陰血之虚；黄芩、苦參之苦寒者，瀉心包之熱，使火平而風熄，陰復則肝寧，何有四肢苦煩熱之病哉？且心包有熱，必挾風木而生蟲，故方下云：服後多吐下蟲。

千金內補當歸建中湯 治產後虛羸不足，腹中刺痛不止，吸吸少氣，或苦少腹急摩，痛引腰背，不能飲食。產後一月，日得服四五劑爲善，令人強壯宜。

當歸四兩 桂枝三兩 芍藥六兩 生薑三兩 甘草二兩 大棗十二枚

右六味，以水一斗，煮取三升。分溫三服，一日令盡。若大虛，加飴糖六兩，湯成納之，於火上暖令飴消。若去血過多，崩傷內衄不止，加地黃六兩，阿膠二兩，合八味，湯成納阿膠。若無當歸，以芎藭代之。若無生薑，以乾薑代之。

歌曰：補中方用建中湯，四兩當歸去瘀良，產後虛羸諸不足，調榮止痛補勞傷。

加減歌曰：服湯行瘀變崩傷，二兩阿膠六地黄，若厥生薑宜變换，溫中止血宜乾薑，當歸未有川芎代，此法微茫請細詳。

受業林禮豐按：産後吸吸少氣，不能飲食者，病在太陰也。腹中刺痛不止，或苦少腹急摩痛引腰背者，病在厥陰也。病屬虚羸不足，故用桂枝湯倍芍，以助脾氣之輸；而刺痛牽引，乃血瘀滯著，故用當歸以通凝聚之瘀，使脾氣有權而得上輸下轉之力。故産後一月，日得服四五劑爲善也。令人強壯宜者，得補益之功也。加飴糖者，以中土大虚，故用稼穡之味，以補中焦之氣血。若去血過多，崩傷内衄不止，則血海空虚，陰氣失守，故加地黄、阿膠之重濁味厚者以養陰。名之曰内補者，以産後虚羸，病偏於内也。古聖之方，無微不到，神乎！神乎！

婦人雜病方

小柴胡湯 歌解見《傷寒》

治婦人中風七八日，續來寒熱，發作有時，經水適斷者，此爲熱入血室，其血必結，故使如瘧狀，發作有時，此湯主之。

半夏厚朴湯 治婦人咽中如有炙臠者，此湯主之。

半夏一升 厚朴三兩 茯苓四兩 生薑五兩 蘇葉二兩

右五味，以水一斗，煮取四升，分溫四服，日三夜一服。

歌曰：狀如炙臠貼咽中，卻是痰凝氣不通，半夏一升茯四兩，五兩生薑三兩厚朴二兩蘇葉攻。

男元犀按：咽喉者，高之極；小腹者，下之極。炙臠貼於咽中者，病在上；奔豚起於小腹者，病在下，俱屬於氣，但其病有上下之分。蓋婦人氣鬱居多，或偶感客邪，依痰凝結，窒塞咽中，如有炙臠狀，即《千金》所謂咽中帖帖狀。吞之不下，吐之不出者，今人名曰梅核氣是也。主以半夏厚朴湯者，方中以半夏降逆氣，厚朴解結氣，茯苓消痰，尤妙以生薑通神明，助正祛邪，以紫蘇之辛香，散其鬱氣，鬱散氣調，而凝結焉有不化者哉？後人以此湯變其分兩，治胸腹滿悶嘔逆等證，名七氣湯，以治七情之病。

甘麥大棗湯 治婦人臟躁，悲傷欲哭，象如神靈所作，數欠伸，此湯主之。

甘草三兩　小麥一升　大棗十枚

右三味，以水六升，煮取三升，分溫三服。亦補脾氣。

歌曰：婦人臟躁欲悲傷，如有神靈太息長，數欠伸。小麥一升三兩草，十枚大棗力相當。

魏念庭云：世醫竟言滋陰養血，抑知陰盛而津愈枯，陽衰而陰愈躁。此方治臟躁大法也。

小青龍湯

瀉心湯　治婦人吐涎沫，醫反之下，心下即痞。當先治其吐涎沫，小青龍湯主之；涎沫止，乃治痞，瀉心湯主之。

按：二方解見《傷寒論淺注》，不再釋。

溫經湯　治婦人年五十所，病下利，數十日不止，暮即發熱，少腹裏急，腹滿，手掌煩熱，唇口乾燥，此屬帶下。何以故？曾經半産，瘀血在少腹不去。何以知之？其證唇口乾燥，故知之，當以此湯主之。

吳茱萸三兩　當歸　芎藭　芍藥　人參　桂枝　阿膠　丹皮　甘草各二兩

生薑三兩。一本二兩　半夏半升。一本一升　麥冬一升右十二味，以水一斗，煮取三升，分溫三服。亦主婦人少腹寒，久不受胎；兼治崩中去血，或月水來多，及至期不來。

歌曰：溫經芎芍草歸人，膠桂丹皮二兩均，八物各二兩。半夏半升麥倍用，冬生薑吳茱萸三兩對君陳。

男元犀按：方中當歸、芎藭、芍藥、阿膠，肝藥也；丹皮、桂枝，心藥也；吳茱萸，肝藥亦胃藥也；半夏，胃藥亦沖藥也；麥門冬、甘草，胃藥也；人參補五臟，生薑利諸氣也。病在經血，以血生於心，藏於肝也，沖爲血海也。胃屬陽明，厥陰沖脈麗之也。然細繹方意：以陽明爲主，用吳茱萸驅陽明中土之寒，即以麥門冬滋陽明中土之燥，一寒一熱，不使偶偏，所以謂之溫也；用半夏、生薑者，以薑能去穢而胃氣安，夏能降逆而胃氣順也；其餘皆相輔而成溫之之用，絕無逐瘀之品。故過期不來者能通之，月來過多者能止之，少腹寒而不受胎者並能治之，統治帶下三十六病，其神妙不可言矣。

土瓜根散 治帶下經水不利，少腹滿痛，經一月再見者，此散主之。

土瓜根　芍藥　桂枝　䗪蟲各三分

右四味，杵爲散，酒服方寸匕，日三服。

歌曰：帶下端由瘀血停，不能如期而至，以致少腹滿痛。月間再見既瘀而不行，則前經未暢所行，不及待後月正期而至，故一見再見。不循經，經，常也。言不循常期也。䗪瓜桂芍均相等，調協陰陽病自寧。

男元犀按：此條單指經水不利之帶下病也。經者，常也。婦人行經，必有常期。尤云：血滿則行，血盡復生，如月之盈虧，海之潮汐，必定應期而至，謂之信。此云經水不利，一月再見者，乃蓄泄失常，則有停瘀之患也。然瘀既停，必著少腹之間作滿而痛也。立土瓜根散者，爲調協陰陽，主驅熱通瘀之法。方中桂枝通陽，芍藥行陰，使陰陽和，則經之本正矣；土瓜根驅熱行瘀，䗪蟲蠕動逐血，去其舊而生新，使經脈流暢，常行不亂也。

旋覆花湯歌見積聚　治婦人得革脈，則半產漏下。

犀按：旋覆花湯，《金匱》中兩見，一治積聚症，以通肝著之氣；一治婦人雜病症，以化弦芤爲革之脈。若革脈不化，則必半產漏下，但此方非謂漏下時始用耳。

膠薑湯方闕。或云：即是乾薑、阿膠二味煎服。林云：即是膠艾湯。千金膠艾湯亦可取用。　治婦人陷經、漏下黑不解者，主之。

歌曰：膠薑方闕症猶藏，漏下陷經黑色詳，薑性溫提膠養血，剛柔運化配陰陽。

道光四年，閩都閫府宋公，其三媳婦產後三月餘，夜半腹痛發熱，經血暴下鮮紅，次下黑塊，繼有血水，崩下不止，均有三四盆許，不省人事，牙關緊閉，挽余診之。時將五鼓矣，其脈似有似無，身冷面青，氣微肢厥。予曰：血脱當益陽氣。用四逆湯加赤石脂一兩，煎湯灌之，不差。又用阿膠、艾葉各四錢，乾薑、附子各三錢，亦不差。沈思良久，方悟前方用乾薑守而不走，不能導血歸經也，乃用生薑一兩，阿膠五錢，大棗四枚。服半時許，腹中微響，四肢頭面有微汗，身漸溫，須臾甦醒，自道身中疼痛。余令先與米湯一杯，又進前方，血崩立止，脈復厥回。大約膠薑湯，即生薑、阿膠二味也。蓋阿膠養血平肝，去瘀生新，生薑散寒升氣，亦陷者舉之，鬱者散之，傷者補之、育之之義也。

大黃甘遂湯　治婦人少腹滿如敦狀，小便微難而不渴，此爲水與血俱結在血室也，此湯主之。

大黃四兩　甘遂　阿膠各二兩

右三味，以水三升，煮取一升，頓服，其血當下。

歌曰：小腹敦形（敦音對，古器也。《周禮》槃以乘血，敦以乘食，小腹高起之狀相似也。小腹，胞之室也。胞爲血海，其滿大爲蓄血也。）小水難，（小水難而不渴，亦蓄水也。）水同瘀血兩彌漫，（結在血室。）大黄四兩遂膠二，頓服瘀行病自安。

男元犀按：方中大黄攻血蓄，甘遂攻水蓄，妙得阿膠本清濟之水，伏行地中，歷千里而發於古東阿縣之井，此方取其以水行水之義也。《内經》謂：濟水内合於心。用黑驢皮煎造成膠，以黑屬於腎，水能濟火，火熄而血自生，此方取其以補爲通之義也。然甘遂似當減半用之。

抵當湯（歌解見《傷寒》）　治婦人經水不利下者，主之。

男元犀按：婦人經水不利下，脈證俱實者，宜此方，否則當養其沖任之源。不可攻下。

礬石丸　治婦人經水閉不利，臟堅癖不止，中有乾血，下白物者，主之。

礬石三分，燒　杏仁一分

右二味末之，煉蜜爲丸棗核大，服四丸，劇者再服之。

歌曰：經凝成癖閉而堅，白物時流豈偶然，蓄泄不時，胞宮生濕，濕復生熱，所積之血，轉爲濕熱所腐，而白物時時自下。礬石用三分杏一分，服時病去不遷延。

尤在涇云：臟堅癖不止者，子臟乾血，堅凝成癖而不去也。乾血不去，則新血不榮，而經閉不利矣。由是蓄泄不時，胞宮生濕，濕復生熱。所積之血轉爲濕熱所腐，而成白物，時時自下，是宜先去其臟之濕熱。礬石卻水除熱，合杏仁破結潤乾血也。

紅藍花酒　治婦人六十二種風，腹中血氣刺痛者，主之。

紅藍花一兩

右一味，酒一大升，煎減半，頓服一半，未止，再服。

歌曰：六十二風義未詳，腹中刺痛勢徬徨，治風先要行其血，一兩藍花酒煮嘗。

《淺注》引張隱庵《侶山堂類辯》甚妙，不再釋。

當歸芍藥散方歌見妊娠 治婦人腹中諸疾痛者，此方主之。

元犀按：婦人腹中諸疾痛者，不外氣鬱、血凝、帶下等症。用當歸芍藥散者，以肝爲血海，遂其性而暢達之也。方中歸、芎入肝，解鬱以伸木；芍、澤散瘀而行水；白朮培土養木。妙在作散以散之，酒服以調之，協諸藥通氣血，調榮衛，以順其曲直之性，使氣血和，鬱滯散，何患乎腹中諸疾痛不除？

小建中湯歌解見《傷寒》 治婦人腹中痛，此主之。

元犀按：婦人腹中痛，主以建中湯者，其意在於補中生血，非養血定痛也。蓋血無氣不生，無氣不行，得建中之力，則中氣健運，爲之生生不息，即有瘀痛者，亦可平之。

腎氣丸 治婦人病飲食如故，煩熱不得臥，而反倚息，名曰轉胞，不得溺也。以胞系了戾，故致此病，此方主之。

乾地黃八兩 山藥 山茱萸各四兩 茯苓 丹皮 澤瀉各三兩 附子一枚，炮 桂枝一兩

右八味末之，煉蜜和丸梧子大，酒下十五丸，加至二十丸，日再服。

歌曰：溫經暖腎整胞宮，丹澤苓三地八融，四兩萸薯桂附一，端教系正腎元充。

男元犀按：胞爲血海，與膀胱並列於臍下，俱懸空之腑，其氣相通，全賴腎氣充溢於其間，其胞系乃正。若腎氣不充，則胞系了戾，胞系了戾，

必不得溺矣。是病雖在胞，其權則專在腎也，故以腎氣丸主之。方中地黄、山藥固腎臟之陰，山茱萸、附子補腎臟之陽，桂枝化腑氣，茯苓行水道，妙在澤瀉形圓善轉，俾腎氣旺，則能充於胞而系自正，係正則小便不利者而可利矣。又主虚勞腰痛、少腹拘急、小便不利者。以腰爲腎之外腑，腎司開合，主骨髓，爲作强之官，與膀胱相表裏。若少陰精氣虚，不能主骨，則腰痛；少陰陽氣虚，不能通腑，則少腹拘急，小便不利。本方補益真陰，蒸動水氣，使陰平陽秘，開合之樞自如，故能治虚勞之病，然小便自利者，不宜服之，以其滲泄而更劫陰也。

蛇床子散　治婦人陰寒，温陰中坐藥，此散主之。

蛇床子

右一味，末之，以白粉少許和合相得，如棗大，綿裹内之，自然温。

狼牙湯　治少陰脈滑而數者，陰中即生瘡，陰中蝕瘡爛者，此湯主之。

狼牙三兩

右一味，以水四升，煮取半升，以綿纏箸如繭，浸湯瀝陰中，日四遍。

歌曰：胞寒外候見陰寒，納入蛇床佐粉安，此溫胞益陽外治之善法，爲腎氣丸之佐也。更有陰中瘡

䘌爛者，乃濕熱不潔而生䘌也。狼牙三兩洗何難。除濕熱殺蟲，如無狼牙草，以狼毒代之。

膏髮煎歌見黃疸　治胃氣下泄，陰吹而正喧，此穀氣之實也，此主之。

陰吹，陰中出聲，如大便矢氣之狀。

小兒疳蟲蝕齒方

雄黃　葶藶

右二味，末之，取臘月豬脂熔，以槐枝綿裹頭四五枚，點藥烙之。

歌曰：忽然出此小兒方，本治疳蟲蝕齒良；葶藶雄黃豬脂點烙，闕疑

留與後推詳。

犀按：蟲有大小之別，隨生處而異其形，總不離於風火濕，挾厥陰之氣化所生也。小兒疳蟲病者，多由母氏乳少，多飼以火燥乾糧助火之品，致小兒煩啼不已，動其心包之火，火動必熏灼於肝，蒸鬱從風木化而爲蟲，夫蟲乃有情之物，食有情之血，亂有情之心臟，起伏無定，妖妄作祟。故其證煩熱多汗，面青腹脹，喜食辛燥之味。又有蝕蟲蝕者，食蟲也，其形不一，小者名寸白蟲，主風木之氣鬱於中土所生也；大者爲蝕蟲，乃宿食所化也。有下蝕者，本心包之火協三焦蘊熱而成，著於前後二陰，名曰陰蝕，小如丝，色白，抑或濕熱下注，兼以房事相侵，致陰中蝕爛，名曰蝕瘡。三者皆能使人咽乾而陰中痛癢。有蝕齒者，生於齒縫齒齦，小如絲髮，疼痛難忍，或名齒蛇，或名牙疳，能穿肉入骨。此症本於外感未解，邪火協心火薰灼而成。有小魚蟲者，如盆魚子初生之小，有兩目，有生足者，有無足者，吐出時如魚子動游狀，此乃胸氣不布，痰飲協木氣所生，故肝著症久而不愈，多生紅蝕。亦有眼目多壞，有鼠婦蟲者，形如小鼠婦，背有鱗甲，色微赤，有頭足眼目，吐出能跳躍，此受惡濁異氣、酒性鬱怒合化而生。然蟲症雖多，而仲師之方未有不備也。今舉小兒疳病治法，意以補土清金，使天氣降而熱氣消，則土潤葉茂矣。近醫知爲疳病，不辨寒熱實虛，多用毒藥殺蟲，而不知其愈殺愈生也，本方用雄黃、葶藶、豬脂、槐枝，主通氣行血之品，點藥烙之，如打摩之法，去積聚，調氣血，點之亦即熏之之法也。後人有神照法，從《內經》馬膏桑鉤方及此方套出。

《醫道傳承叢書》跋

（鄧老談中醫）

現在要發揚中醫經典，就要加入到弘揚國學的大洪流中去，就是要順應時代的需要。中華民族的精神，廣泛存在于十三億人民心中，抓住這個去發揚它，必然會得到大家的響應。中醫經典要宣揚，必須有中醫臨床作爲後盾。中醫經典都是古代的語言，兩千多年前的，現在很多人沒有好好地學習《醫古文》，《醫古文》學習不好，就沒法理解中醫的經典。但更重要的是中醫臨床！沒有臨床療效，我們講得再好現在人也聽不進去，更不能讓人接受。

過去的一百年裏，民族虛無主義的影響很大，過去螺絲釘都叫洋釘，國內做不了。可現在我們中國可以載人航天，而且中醫已經應用到了航天事業上，例如北京中醫藥大學王綿之老就立了大功，爲宇航員調理身體，使他們大大減少太空反應，這就是對中醫最好的宣揚。

中醫是個寶，她兩千多年前的理論比二十一世紀還超前很多，可以説是『後現代』。比如我們的治未病理論，西醫就沒有啊，那所謂的預防醫學就只是預防針（疫苗）而已，只去考慮那些微生物，去殺病毒，不是以人爲本，是拆補零件的機械的生物醫學。我們是仁心仁術啊！是開發人的『生生之機』的辯證的人的醫學！這個理論就高得多。那醫院裏的ICU病房，全封閉的，空調還開得很猛，病人就遭殃了！只知道防病毒、細菌，燒傷的病人就讓你盡量地密封，結果越密封越糟糕，而中醫主張運用的外敷藥幾千年來療效非常好！但自近現代西醫占主導地位後就不被認可。相比而言，中醫很先進，治病因時、因地、因人制宜，這是中醫的優勢，這些是機械唯物論所不能理解的。

治未病是戰略，（對一般人而言）養生重于治病。（對醫生而言）有養生沒有治病也不行。我們治療就是把防線前移，而且前移很多。比西醫而言，免疫學最早是中醫發明的，人痘接種是免疫學的開端。醫學上很多領域都是我們中醫學領先世界而開端的呢！但是，西醫認死了，免疫學就是打預防針！血清治療也有過敏的，並非萬無一失。現在這個流感他們西醫就沒辦法免疫，病毒變異太多太快，沒法免疫！無論病毒怎麽變異，兩千多年來我們中醫都是辨證論治，效果很好。西醫沒辦法就只好抗病毒，所以是對抗醫學，人體當做戰場，病毒消滅了，人本身的正氣也被打得稀巴爛了。所以，中醫學還有很多思想需要發揚光大。這兩年『治未病』的思想被大家知道了，多次在世界大會上宣講。中醫落後嗎？要我說中醫很先進，是走得太快了，遠遠超出了現代人的理解範圍，大家只是看到模糊的背影，因爲是從後面看，現代人追不上中醫的境界，只能是遠遠地看，甚至根本就看不見，所以也沒法理解。現在，有人要把中醫理論西醫化，臨床簡單化，認爲是『中醫現代化』。背離中醫固有的理論，放棄幾千年來老祖宗代代相傳的有效經驗，就取得不了中醫應有的臨床療效，怎麽能説是發展中醫？

中醫的優勢就存在于《神農本草》、《黄帝内經》、《八十一難》、《傷寒卒病論》等中醫經典裏。讀經典就是把古代醫家理論的精華先拿到，學中醫首先要繼承好。例如：《黄帝内經》給我們講陰陽五行、臟腑經絡、人與天地相參等理論，《傷寒論》教我們怎麽辨證、分析病機和處方用藥，溫病學是中醫臨床適應需要、沿着《内經》《傷寒》進一步的發展。中醫臨床的發展促進了理論的不斷豐富，後世中醫要在這個基礎上發展。所以，我有幾句話：四大經典是根，各家學說是本，臨床實踐是生命線，仁心仁術是醫之靈魂。

中醫文獻很重要，幾千年來的中醫經典也不限于四大經典，只是有些今天看不到了。從臨床的角度，後世的各家學說都是中醫經典的自然延續。傷寒派、溫病派……傷寒派一直在發展，不是停留在張仲景時代。歷史上，傷寒派中有『錯簡』的說法，其實是要把自己對醫學的理解塞進去，這也是一種發展。因爲臨床上出現的新問題越來越多，前代注家的理論不能指導臨床，所以要尋找新的理論突破。

中醫發展的關鍵要在臨床實踐中去發展。因爲臨床是醫學的生命線！我們當年曾經遇到急性胰腺炎的患者用大承氣湯就治好了，胃穿孔的病人只用一味白芨粉就拿下。嬰兒破傷風，面如豬肝，孩子母親放下就走了，認爲死定了；我們用燈心草點火，一焳人中，孩子『哇』地哭出來了；孩子一哭，媽媽就回來了，孩子臉色也變過來了；再開中藥，以蟬蛻爲主，加上僵蠶等，就治好了。十三焳火，《幼科鐵鏡》就有，二版教材編在書裏，三版的刪掉了。十三焳火，是用燈心草點火焳穴位，百會、印堂、人中、承漿……，民國初年廣東名醫著作簡化爲七個穴位。

還有，解放後五十年代，石家莊爆發的乙腦就是用白虎湯清陽明內熱拿下的。北京發病時，當時考慮濕重，不能簡單重複，蒲輔周加用了化濕藥，治愈率百分之九十以上。過了一年廣東流行，又不一樣了。我參加了兒童醫院會診工作，我的老師劉赤選帶西學中班學員去傳染病醫院會診。當時，廣東地區發的乙腦主要問題是伏濕，廣東那年先多雨潮濕、後來酷熱，患者病機濕遏熱伏。中醫治療關鍵在利濕透表，分消濕熱，濕去熱清，正氣自復。

所以只要舌苔轉厚患者就死不了！這是伏濕由裏達表、胃氣來復之兆。廣東治療利濕透熱，治愈率又在百分之九十以上。我們中醫有很多好東西，現在重視還不夠。

我提倡要大溫課、拜名師。爲什麽要跟名師？名師臨床多年了，幾十年積累的豐富學術與經驗，半年就教給你了，爲什麽不跟？現在要多拜名師，老師們臨床多年了，經驗積累豐富，跟師學習起來就很快。讓中醫大夫們得到傳承，開始讀《内經》，可以先學針灸，學了針灸就可以立即去跟師臨床，老師點撥一下，自己親手取得療效之後就可以樹立强烈的信心，立志學習中醫。中醫思想建立起來、中醫理論鞏固了、中醫基本功紮實了，臨床才會有不斷提高的療效！之後有興趣可以學習些人體解剖等西醫的内容，中西彙通，必要時中西互補。但千萬别搞所謂的『中西結合』，中醫沒水平，西醫半吊子，那就錯了。在人類文明幾千年發展過程中，中醫、西醫是互爲獨立的兩個體系，都在爲人類健康長壽服務。我不反對西醫，但中醫更人性化，『以人爲本』。現在也有好多西醫來學習中醫，把中醫運用到臨床，取得了很好的療效。我們年輕中醫值得深思啊！

大溫課就是要讀經典、背經典、反復體會經典，聯繫實踐，活學活用。我們這一代是通過學校教育、拜師、家傳、自學學成的中醫。新一代院校培養出來的年輕人要學好中醫，我很早就提出過：拜名師，讀經典，多臨證。臨證是核心，經典是不會說話的老師，拜師是捷徑。在沒有遇到合適的老師可拜時，經典是最好的老師！即使遇到合適的老師，經典也不可不讀，《論語》上說『溫故而知新』嘛！

在廣東我們已經很好地開展大溫課、拜名師活動。當年能夠戰勝非典，就是因爲通過我提倡的這種方式的學習，教育、培養出來了一批過硬的中醫大夫。現在，應該讓全中國、全世界了解中醫學的仁心仁術，使中醫學更好地爲人類健康長壽服務。希望年輕的中醫們沿著這個行之有效的方法加倍努力啊！

鄧鐵濤

邱浩、王心遠、張勇根據鄧鐵濤老中醫二〇〇八年八月十日講話整理，經鄧老本人審閱。